Médicométrie

Médicométrie

Une nouvelle approche de la Santé

Antoine BAILLY
Michel PÉRIAT

ECONOMICA
49, rue Héricart, 75015 Paris

DES MÊMES AUTEURS

L'Etat et la santé, Anthropos, Paris, 1991.

L'assurance-maladie, Economica, Paris, 1989.

La santé : perspectives médicales et économiques, ERESA-Economica, Genève, Paris, 1987.

Médicométrie régionale, Anthropos, Paris, 1984.

La géographie du bien-être, PUF, Paris, 1981.

Le secteur tertiaire en question (avec D. Maillat), Economica, Paris, 1985, 1988.

Les auteurs tiennent à remercier Mme Marie-Line Miserez pour la dactylographie du manuscrit, M. Renato Scariati pour la création des figures, et l'Association de Beaulieu (Genève) qui, en conférant aux auteurs le Prix de Beaulieu 1993, leur a donné l'envie et les moyens de réaliser ce livre.

INTRODUCTION

L'analyse de la répartition spatiale des conditions sanitaires est fort ancienne puisque, grâce aux observations de médecins comme Hippocrate et de ses disciples, nous connaissons la diffusion des maladies de l'époque et leurs conséquences sur la qualité de vie des hommes. Ce n'est pourtant qu'avec les travaux de Fincke (1792-1795) sur les liens entre pratique de la médecine et géographie, et ceux de Boudin (1843) sur les lois qui président à la distribution géographique des maladies, que l'on peut parler de géographie médicale. De ce type d'approche à la médicométrie, une autre étape conceptuelle devra être franchie : celle du passage du concept de maladie à celui de santé. Le préambule de la constitution de l'Organisation mondiale de la santé, rédigé en 1947, contribue à cette évolution puisque la santé est définie en tant qu'"état de bien-être complet, physique, mental et social". Cette phrase essentielle n'insiste pas sur la maladie (ou son absence), mais sur ce concept essentiel qu'est la santé pour la qualité de vie.

Toutes les disciplines concernées par le vécu humain – et le bien-être de nos sociétés – sont donc intéressées par un sujet étroitement lié à la géographie du bien-être (Bailly, 1981), d'autant plus que la filière santé est en mutation rapide. En effet, ces récentes années, de nombreux gouvernements cherchent à réformer la filière santé et à en modifier le fonctionnement pour réduire les dépenses. Les chercheurs proposent ou se penchent alors sur les solutions avancées, car la croissance des dépenses reflète une évolution démographique, comportementale, technologique, géographique et sociale. En mettant en cause les modes de régulation des années de croissance économique, les gouvernements, appuyés souvent par les assurances-maladie, touchent aux comportements des acteurs de la filière santé, médecins, pharmaciens, infirmiers... gestionnaires d'hôpitaux et des patients... On le constate, la réflexion sur la filière santé touche aux stratégies individuelles et sociales dans un contexte de mutation des sociétés. Il est donc indispensable de dépasser les visions partiales et corporatistes de cette filière, de ne pas limiter les analyses aux seules dépenses de santé et aux causalités directes entre l'économique et le social. La médicométrie régionale, discipline crée en 1983 (encart 1 : La médicométrie : présentation) souhaite s'interroger sur l'évolution de la filière santé et son impact sur la qualité de vie des hommes pour proposer des solutions en termes d'allocation optimale des ressources, d'équité sociale et géographique, dans le respect d'une pratique médicale de qualité.

En traitant de l'histoire de la filière santé, de l'évolution sociale, de l'égalité géographique devant la santé, d'éthique médicale, d'allocation économique, la médicométrie dépasse les visions disciplinaire pour s'ouvrir à une approche globale, qu'illustrent bien les applications géographiques – régionales – de la médicométrie ; d'où le plan de ce géo-poche qui aborde successivement les fondements de cette discipline, le rôle de l'histoire des sociétés face à la santé, les mesures de la filière santé, pour proposer des applications géographiques de l'analyse médicométrique et des solutions pour le XXIe siècle. La logique globale de l'ouvrage dépasse la logique disciplinaire ; mais peut-il en être encore autrement lorsque l'on aborde un système aussi complexe que celui de la santé ?

La médicométrie : présentation

Depuis qu'en 1983 nous définissions les principes de la médicométrie générale, puis de la médicométrie régionale ou spatiale, le professeur Antoine Bailly et le docteur Michel Périat ont fait accomplir à cette discipline naissante mais prometteuse de rapides et remarquables progrès, à l'occasion de colloques internationaux – notamment de médicométrie régionale aux Diablerets tous les deux ans – de conférences spécialisées – les entretiens de Beaulieu, à Genève – et de publications extrêmement nombreuses. Cet enthousiasme intellectuel est à la base de la création, par des collègues français, d'une société française de médicométrie, qui tiendra bientôt son deuxième colloque.

La médicométrie se veut essentiellement interdisciplinaire ; cela veut dire que l'on considère simultanément plusieurs structures d'analyse, ou mieux, que la structure sur laquelle se base l'analyse médicométrique comporte en même temps plusieurs relations : sanitaire, bien sûr, mais aussi économiques, sociales, politiques, spatiales, temporelles, et bien d'autres.

La pratique de la médicométrie a permis de rectifier des raisonnements monodisciplinaires. Tel est le cas des analyses économiques, qui souvent se limitent à une énumération comptable des "coûts" de la santé, alors que les activités médicales participent à la production, la consommation, l'investissement, l'exportation, l'importation, la recherche-développement, pour ne citer que quelques facettes de leurs impacts économiques.

En période de sous-emploi, de ressources rares, il ne faudrait pas oublier que l'exercice d'activités médicales peut permettre de se rapprocher de la frontière des possibilités ; que des tendances inflatoires guettent, que des budgets soient menacés de déséquilibres, les multiples aspects signalés plus hauts aident à comprendre les mécanismes complexes par lesquels ces phénomènes produisent leurs effets.

Jean H.P. Paelinck,
professeur à l'Université Erasme de Rotterdam,
septembre 1994.

CHAPITRE I

La médicométrie régionale : principes définitions et objectifs

"Tant que les hommes pourront mourir et qu'ils aimeront à vivre, le médecin sera raillé et bien payé."
La Bruyère, "Les Caractères".

1. La quête de la santé

Parmi les principales préoccupations humaines, la santé a toujours eu une place primordiale et la quête de la santé constitue l'une des composantes majeures du bien-être humain (Bailly, 1981) (figure 1).

FIGURE 1

Santé et bien-être aux Etats-Unis

Critères importants pour le bien-être aux Etats-Unis (en pourcentage)

	TI	I	MI	PI	SI	M
La santé	70	24	5	1		1,37
Le mariage	74	17	3	2	4	1,44
La famille	67	24	6	2	1	1,46
Le pays	62	26	8	3	1	1,54
L'amitié	34	36	19	10	1	2,08
La maison	35	34	19	10	2	2,10
Le travail	38	32	13	7	10	2,19
La ville	28	40	20	9	3	2,21

TI : très importants ; I : importants ; MI : moyennement importants ; PI : peu important ; SI : sans importance ; M : moyenne.

Source : D'après A. Campbell *et al.*, *The Quality of American Life*, New York, Russell Sage Foundation, 1976, p. 84.

En France la SOFRES sur les grandes préoccupations des français confirmait ce classement : 60 % des personnes placent la santé au premier rang de leurs préoccupations, 43 % ensuite la sécurité matérielle. En 1977 un autre sondage de l'Institut DEM apportait des précisions sur ces composantes du bonheur :

Qu'est-ce qui, à votre avis, est essentiel pour procurer le bonheur ? :

1. La santé	90,4 %
2. L'amour	80,0 %
3. La liberté	75,1 %
4. La famille	73,5 %
5. La justice et l'égalité	66,0 %
6. Le travail	62,7 %
7. L'argent	52,5 %
8. La sécurité	51,1 %

Chacun de ces critères apporte une satisfaction, mais sans la santé, les autres critères perdent de leur valeur, puisqu'ils ne peuvent plus être appréciés ; d'où l'importance grandissante de la santé avec l'âge, ce qui n'est pas sans conséquence sur la représentation de l'utilité de la filière santé.

2. Une vision macro-économique de la santé publique

Cette quête d'une santé toujours meilleure a son revers économique et depuis près de trente ans tous les Etats occidentaux s'inquiètent des coûts de la santé publique. Le problème est inéluctablement posé en termes macro-économique. Résumons le diagnostic. Les dépenses de santé augmentent (certains disent "explosent") sous l'influence de facteurs exogènes tels l'inflation, la baisse de productivité de certains secteurs économiques, la contraction de la masse salariale, le vieillissement de la population, l'égalité devant la santé, la médicalisation des problèmes sociaux…

Ainsi posée la question n'appelle que deux réponses : soit réduire les prestations, soit les maintenir et accroître les prélèvements ; essentiellement par l'assurance-maladie, ce qui n'est pas populaire, ni social.

Le principe de base de ce raisonnement est clair : collecter des ressources directes pour financer des prestations *sans tenir compte du rôle majeur de la filière santé pour la vie économique et sociale* de nombreuses régions et de son rôle comme multiplicateur économique. C'est dans cette direction que se dirige la médicométrie, une nouvelle discipline, destinée à analyser les coûts et bénéfices de la filière santé dans une perspective globale, tenant compte de tous les partenaires du système et de son impact dans le temps et dans l'espace.

La santé coûte... mais on oublie qu'elle rapporte à l'ensemble du système : main-d'œuvre rétablie plus rapidement, invalides moins nombreux, mortalité des jeunes réduite... Mais cela n'entre pas dans les comptabilités étroites du système de santé.

Qu'un ménage consacre jusqu'à 14 % de ses dépenses pour sa santé [1], est-ce trop payer pour l'un des biens essentiels auxquels chacun aspire ? Dans les dépenses des ménages en Suisse en 1993, la santé occupe une place analogue à celle de la catégorie officielle qui groupe "instruction et loisirs" (13,6 %). Cette part n'est guère supérieure à celle des impôts et à celle des transports. Elle est inférieure à la catégorie "loyers" (17,2 %).

Souhaitons-nous réellement le démantèlement des systèmes de santé actuels des pays occidentaux parce qu'ils coûtent trop ? Jean de La Bruyère écrivait déjà dans "Les caractères" : la matière est d'une extrême complexité mais "tant que les hommes pourront mourir et qu'ils aimeront à vivre, le médecin sera raillé et bien payé". Une citation qui illustre la permanence du problème.

Comment l'aborder sérieusement en 1994 ? Tout d'abord par une réflexion en profondeur, qui ne traite pas que de la réduction des coûts – qui créerait du chômage – ni du court terme – qui n'aboutirait qu'à des solutions partielles. Ensuite par une analyse qui se consacre aux secteurs fondamentaux du système de santé, en traitant de toutes les composantes de ce système. Enfin par un souci du bien-être des populations, d'égalité face à la maladie et de qualité de vie et d'équité sociale et spatiale.

---

1. Souvent sont confondus dépenses des ménages et pourcentage du produit intérieur brut consacré à la santé ; à l'évidence ces deux pourcentages, reposant sur des bases de calcul différentes, ne correspondent pas : 14 % des dépenses des ménages pour la santé en Suisse et 9 % du PIB consacré à ce même secteur.

3. Principes médicométriques

Ces constats sont à la base d'une discipline nouvelle, la médicométrie créée en 1983 par J. Paelinck, A. Bailly et M. Périat (encart 2 : La médicométrie : historique) pour traiter de la filière santé dans les pays développés [1].

Il s'agissait de dégager des phases méthodologiques pour contribuer aux processus de décisions médicales :
– spécification d'un modèle (ou d'une relation fonctionnelle, ou d'un ensemble de relations fonctionnelles), c'est-à-dire de la manière dont les variables médicales agissent entre elles ;
– estimation des paramètres du modèle, tenant compte de la façon dont a été engendré le matériel observé par le modèle et par la façon de combiner les observations ;
– test de partie du modèle et du modèle entier, afin de sonder sa solidité et sa robustesse ;
– finalement, établissement des qualités de prévision du modèle étant donné qu'il doit être employé pour tel ou tel but.

La définition proposée dans l'encart 2 fut rapidement élargie pour intégrer les êtres humains et les territoires à l'analyse médicométrique grâce à 5 principes, présentés par J. Paelinck au premier colloque de médicométrie régionale (Bailly et Périat, 1984) :
P1. *A priori* les modèles de médicométrie sont à formuler de façon spatialement interdépendante. L'interdépendance est fondamentale, basée sur la mobilité spatiale des êtres humains ; la diffusion des épidémies en est un exemple classique. Mais de façon plus générale, il est admissible qu'il y ait une autocorrélation spatiale entre les indicateurs de santé ou de morbidité ; cela implique que dans la spécification de nos modèles, l'interdépendance devrait être centrale comme principe de formulation des relations dont les paramètres seraient à estimer et l'applicabilité à tester.
P2. Un certain nombre de relations spatiales sont asymétriques. Ce principe est illustré par exemple par les struc-

1. La médicométrie a consacré ses premières analyses aux pays développés. Mais ses principes s'appliquent aux pays en développement. L'occasion n'a pas encore été donnée aux auteurs de mener des travaux approfondis dans le Tiers Monde. L'ouvrage, de ce fait, ne présente que des exemples des pays occidentaux.

La médicométrie : historique

Née de la rencontre de médecins, de géographes, d'économistes, de responsables administratifs de la filière santé, la médicométrie a tenu son premier colloque les 21 et 22 janvier 1983 aux Diablerets (Suisse) sous les auspices de l'Association de Science Régionale de Langue Française. Au-delà de l'épidémiologie, de l'étude de la diffusion des pathologies, de la gestion de la santé, elle se veut approche globale de la santé, par une prise de conscience du rôle de ce facteur dans nos vies quotidiennes et par l'intégration, dans ses analyses, des perspectives de tous les acteurs de la filière santé. Elle se définit comme "l'application de moyens mathématiques et statistiques afin de tester des régularités médicales dans l'espace".

Le premier colloque (1983), publié sous la direction de A.S. Bailly et M. Périat, réunissant 22 auteurs internationaux, eut comme intitulé "Médicométrie régionale" car il abordait les problèmes de répartition spatiale des infrastructures et des personnels de santé. Vite épuisé, ce fascicule fut suivi d'un livre, (Anthropos, Paris, 1984). Cinq colloques internationaux suivront :

– Colloque international de 1985, à nouveau sur la médicométrie régionale, publié par la Revue d'Economie Régionale et Urbaine.
– Colloque de 1987, "La santé, perspectives médicales et économétriques", publié aux Editions Régionales Européennes – Anthropos, la même année.
– Colloque de 1989 sur "L'assurance-maladie", un débat d'avant-garde, publié aux Editions Economica pour évaluer des solutions actuelles et futures pour la filière santé.
– Colloque de 1991 "L'Etat et la santé", à nouveau publié et diffusé par les Editions Economica à Paris.
– Le colloque "La Santé sans l'Etat", de 1993, a vu le jour, dans un nouveau numéro spécial de la Revue Economie Régionale et Urbaine en 1994 et en 1995 un nouveau colloque international aborde la prospective médicale au XXIe siècle.

En 1991 sont nées, sous l'impulsion du Dr J.P. Gallet "Les Premières Journées Françaises de Médicométrie", grâce à l'appui de Confédérations médicales, préambule à la création d'une association de médicométrie (Centre Odontologique de Médicométrie et d'Evaluations) (COME), qui tient ses assises en 1994 à Poitiers pour promouvoir et diffuser les concepts de médicométrie, d'économie de la santé et d'évaluation dans le domaine bucco-dentaire.

En 1994 "Les entretiens de Beaulieu", organisés par l'Association de Beaulieu (Genève) et son président le docteur Mirimanoff prirent comme thème la médicométrie : un numéro spécial de *Médecine et Hygiène* (septembre 1994) est publié à l'issue de ces entretiens.

tures démographiques divergentes de régions et leurs dotations différentes en facteurs pathogènes. Certaines régions sont très bien équipées et d'autres moins.

P3. Des phénomènes médicométriques localisés dans un espace donné doivent être souvent expliqués par des facteurs causals localisés dans d'autres espaces. Les exemples de ce principe sont multiples ; possibilité d'importer une maladie suite à un voyage ou à celui d'une autre personne, localisation d'hôpitaux spécialisés dans des maladies non endogènes, dans les ports par exemple…

P4. La fonction de diffusion spatiale constitue un principe médicométrique de base. En effet la conséquence maximale dans l'espace ne se produit probablement pas toujours dans les espaces propres et contigus ; il y a lieu de vérifier la forme des interdépendances spatiales et la distribution spatiale des effets.

P5. L'espace bi-dimensionnel est le contenant de base des activités médicales : distances et surfaces comptent, mais aussi une troisième dimension composée du temps ; celle de la durée de l'investissement consenti, celle des héritages anciens, celle de l'innovation future.

Nos expériences en science régionale, en géographie quantitative, en économie médicale et en médecine nous avaient montré que pour respecter ces principes, il nous fallait spécifier, estimer à l'aide, non seulement de nos hypothèses disciplinaires, mais surtout grâce à celles de toutes les personnes participant au système de santé, médecins, directeurs hospitaliers, responsables de caisses-maladies, personnels de santé, firmes pharmaceutiques, épidémiologues… Le goût de la découverte s'allie à celui de la modélisation dans cette vision globale.

Une recherche médicométrique utile qui veut contribuer à l'orientation des politiques médicales de nos sociétés doit reposer sur cette approche multidisciplinaire, car elle ne néglige aucun des acteurs du système de santé.

Ceci nous amène à compléter la définition de la médicométrie régionale : *"Application de moyens mathématiques et statistiques afin de tester, critiquer et prédire des régularités médicales dans l'espace, à partir des hypothèses et points de vue de tous les acteurs du système de santé, dans un souci d'efficacité globale et spatiale"*. C'est dans cette vision globale que se situe la deuxième originalité de la médicométrie (encart 3 : La médicométrie : définition et débats sur le terme).

La médicométrie : définition et débats sur le terme

La médicométrie, définition : *application de moyens mathématiques et statistiques afin de tester, critiquer et prédire des régularités médicales dans l'espace, à partir des hypothèses et points de vue de tous les acteurs du système de santé, dans un souci d'efficacité globale et spatiale.*

L'Académie française de médecine a réfléchi à ce terme ; son rapporteur le professeur J.C. Sournia écrit dans son rapport (lettre du 2 juin 1992).

"Le radical *médico* nous a paru très médical et donc lié au diagnostic et au traitement de maladies déclarées, c'est-à-dire à l'activité des médecins ou des établissements de soins. Si vous le comprenez ainsi, votre terme et l'usage que vous en faites sont cohérents avec l'étymologie : vous *mesurez* les phénomènes *médicaux*".

L'Académie propose également le terme *sanimétrie* qui serait l'équivalent de l'anglais *"health studies"*, cette expression ne comportant pas l'idée de mesure.

4. Le système de santé : une vision globale

L'objectif de la médicométrie est vaste, ses méthodes complexes. Mais un schéma simple (figure 2 "Le système de santé") peut résumer notre conception en tenant compte de quatre types de critères antagonistes :

– économiques : coûts médicaux *versus* coûts sociaux, offre du système médical *versus* demande des patients, paiements collectifs *versus* paiements individuels ;

– sociaux : préférences collectives *versus* préférences individuelles, égalité-solidarité *versus* individualisme-subjectivisme, quantitatif *versus* qualitatif ;

– spatiaux : objectifs nationaux *versus* objectifs régionaux, milieu national *versus* milieu régional ;

– temporels : court terme *versus* moyen-long terme, héritages *versus* innovations.

En effet, si tous les partenaires des systèmes de santé (figure 3 : Réfléchir en termes économiques, sociaux, spatiaux et temporels) sont conscients de l'utilité des objectifs d'éducation, d'efficience, de prévention, du moment où l'on parle d'allocation des ressources apparaissent des divergences fondamentales sur ces quatre types de cri-

FIGURE 2
Le système de santé

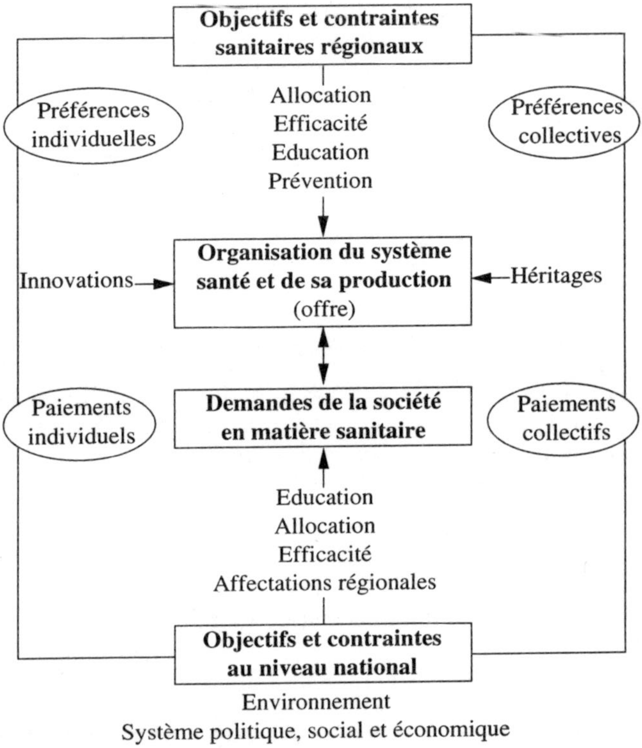

tères. Que privilégier ? L'économique, le social, le spatial ou le temporel ? Entre l'idée du toujours plus et les limites économiques apparaissent les difficultés de choix même si l'objectif d'efficience économique suggère que l'on cherche à rendre maximum l'effet sur la santé d'un montant déterminé de dépenses. Faut-il alors privilégier ce qui est considéré comme disponible au niveau global ? Mais à quelle échelle ? Celle de la région ou de la nation ? Et pour créer des systèmes durables ou à court terme ? A l'évidence, comme l'écrivait Rostand (1954), "trop souvent le choix que nous propose la réalité est de sorte à nous ôter le goût de choisir".

La médicométrie refuse cette impasse : le problème d'allocation des dépenses n'est pas seulement celui de savoir quels objectifs privilégier, donc à quels types d'ac-

FIGURE 3

Réfléchir en termes économiques, sociaux, spatiaux et temporels

• Penser globalement pour faire comprendre le rôle économique, social, spatial, temporel du système-santé.

• Réfléchir en termes d'investissement économique et social, et de qualité de vie, à partir de quatre critères :

– économique :
  - coûts collectifs *versus* paiements individuels,
  - offre du système régional *versus* demande ;

– social :
  - préférences collectives *versus* préférences individuelles,
  - égalité-solidarité *versus* individualisme,
  - quantitatif *versus* qualitatif ;

– spatial :
  - objectifs régionaux et objectifs à d'autres échelles spatiales,
  - répartition concentrée *versus* répartition déconcentrée ;

– temporel :
  - court terme,
  - héritages *versus* nouveautés.

tion se consacrer, c'est aussi de savoir où agir et pour quelle durée. C'est vrai non seulement de la politique hospitalière et de l'assurance-maladie, mais de tout cet ensemble cohérent que représente le système de santé, même si les objectifs des partenaires du système ne sont pas forcément concordants ; J. Martin le constate clairement dans sa fonction de médecin cantonal (canton de Vaud), ce qui lui permet d'envisager quatre fonctions :

– soigner les maladies et prévenir les maladies ;

– fournir des emplois et de ce fait permettre l'activité des professionnels de la santé dans des conditions satisfaisantes ;

– constituer une activité économique, par les achats de matériel, d'équipements, de médicaments et la construction d'infrastructures ;

– participer à l'amélioration de la qualité de la vie.

Même si l'objectif principal est la santé de la population, les trois autres objectifs influencent l'évolution du système. Or pour la médicométrie, tout raisonnement univoque et spécialisé génère des dysfonctionnements. Même si l'intérêt du producteur de médicaments, d'instruments ou de matériel est de vendre autant que possible, si celui du politique est de laisser à la postérité une institution ou d'équilibrer son budget, si celui du professeur de médecine est de développer son domaine particulier d'expertise, il n'y a pas garantie que ces objectifs concourent à une meilleure santé au meilleur prix. La médicométrie offre une alternative aux réflexions corporatistes et partielles, en envisageant le système de santé de façon globale (encart 4 : La médicométrie régionale, c'est).

La médicométrie aborde la filière santé de façon globale et c'est sa grande originalité. Ce qui est trop souvent considéré comme dépense est en fait un investissement à la fois économique et pour la qualité de vie. Le conflit classique entre les objectifs à long terme des professionnels de la santé et ceux à plus court terme des autorités politiques est actuellement l'un des plus graves pour les systèmes de santé. A trop économiser, pour réduire les dépenses, on coupe la possibilité de maintenir les recherches de haut niveau. Le long terme est sacrifié à l'économie du moment, l'investissement est oublié au profit du quotidien... Ne l'oublions pas, la justice sociale et le bien-être supposent une égalité devant la maladie ; dès lors, nous sommes devant un choix de société : soit nous acceptons de payer le prix du progrès, des performances médicales modernes, soit nous retournons à une "médecine des symptômes" en acceptant ses travers et ses conséquences puisqu'une telle médecine n'utilise pas les technologies modernes. La passion du mieux vivre qui anime nos sociétés va à l'encontre d'un tel système et passe par la mise en place d'une politique de santé qui tienne compte tout d'abord du patient, de tous les professionnels de la santé et de la qualité de la vie.

La médicométrie, c'est

1... proposer une vision globale de la filière santé intégrant ses effets multiplicateurs et son rôle majeur dans le système économique et social des civilisations contemporaines.

2... considérer la filière santé comme un investissement économique et social et non comme un coût.

3... refuser le rationnement en rationalisant dans le cadre d'un contexte d'équité et de justice spatiale.

4... aborder le fonctionnement de la filière santé dans le temps long et non dans le court terme, afin de tenir compte de l'évolution des sociétés et de leur démographie.

5... posséder une vision critique des données statistiques encore peu fiables en matière de santé et chercher à les améliorer, en les ramenant à un cadre spatial fin.

6... lutter pour que les décisions sur la filière santé soient prises dans un souci de concertation et de coordination.

7... réfléchir à la prospective afin que les décisions d'aujourd'hui soient prises dans le contexte d'une filière santé durable dans le monde.

CHAPITRE II

Le risque, la sécurité et la filière santé

Face à une réalité première, celle de la maladie et de sa localisation sociale et spatiale, existe une réalité seconde, constituée par les représentations que nous nous faisons de la maladie et du risque de maladie. Cette distinction est essentielle à l'analyse de la santé, puisque les questions que nous nous posons sur les politiques de santé ne sont pas liées seulement aux maladies elles-mêmes, mais à nos représentations de ces phénomènes. Notre approche consiste donc à préciser l'évolution du sens des notions de risque et de sécurité, dans une perspective médicométrique, pour saisir les raisons de l'intervention de l'Etat et des diverses institutions d'assistance et de prévention.

1. Le risque en matière de santé

Le terme risque est familier à tous ceux qui s'intéressent aux processus aléatoires, jeux de cartes, d'argent... et à la maladie. Le risque se définit comme un danger potentiel, plus ou moins prévisible, dans des aires d'étendues variables et d'une durée indéterminée. En matière d'altération de la santé, il peut être naturel ou lié à notre société et à nos technologies (figure 4 : Pour une vision globale du système de santé).

De tout temps, l'homme a appris à vivre avec le risque, mais le concept a bien évolué depuis le Moyen Age où la peste était le symbole d'une catastrophe à répétition, malédiction d'origine divine, pour épurer le monde de ses péchés. Le risque provenait du Tout Puissant, maître souverain des destinées humaines, et même si l'on cherchait à l'éviter en éloignant les pestiférés ou en quittant les lieux "infectés", l'idée d'assurance-santé n'existait pas, ni celle de riposte rapide et efficace à la catastrophe.

FIGURE 4

Pour une vision globale du système de santé

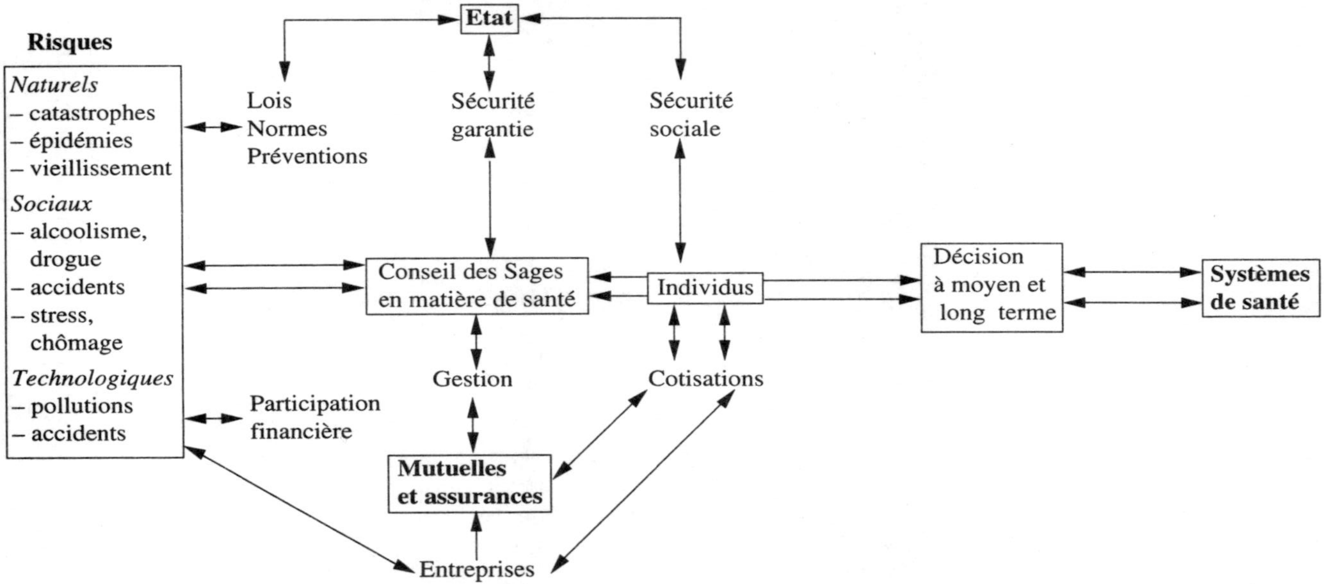

Notre rapport au risque est en fait l'aboutissement d'un processus dont l'origine se situe au XVIIIe siècle, lors de la prise de conscience du lien possible risque-sécurité.

Par définition "événement dont l'évolution est incertaine, perçu comme une menace qui suscite la crainte", le risque prend son sens par rapport aux sociétés qui l'identifient et qui le qualifient. Selon Y. Barel le risque est ainsi "objectivé", nommé, avant que les sociétés ne s'en préoccupent. Ainsi des phénomènes qui relevaient au Moyen-Age de l'ordre divin, épidémies par exemple, sont-ils représentés maintenant comme des processus à contrôler, qu'il faut prévoir pour en limiter les impacts. Et lorsqu'il y a échec dans la prévention, des coupables sont désignés : médecins ou autorités, qui n'ont pas su évaluer ces menaces potentielles.

Les exemples abondent de risques réels ou imaginaires qui suscitent émotions ou même peurs dans des sociétés qui se croyaient à l'abri des épidémies. La croyance dans la toute puissance de la science n'est pas étrangère à cette conception d'un monde à sécurité parfaite ; mais diverses pathologies rappellent le caractère aléatoire de la vie en société et les conséquences multiples des pratiques humaines.

2. Sécurité et assurance

Dans le domaine de l'histoire des idées, le concept de sécurité illustre le changement de climat moral, qui fait passer les sociétés occidentales de la peur à la certitude du contrôle du destin humain. "La sécurité est un état d'esprit en même temps qu'un fait objectif" écrit Halperin en 1952, une attitude des sociétés qui acceptent de lutter contre une situation de risque.

La sécurité devient un vocable signifiant avec la Déclaration des droits de l'homme de 1789, au même titre que la liberté et la propriété. La Constitution française de 1793 la définit comme "protection accordée par la société à chacun de ses membres pour la conservation de sa personne, de ses droits et de ses propriétés".

Le citoyen doit, selon la Constitution, être protégé et le risque devient moralement intolérable ; vision progressiste qui ambitionne de faire reculer l'insécurité, elle va pousser les sociétés à éradiquer progressivement les facteurs d'insécurité, tant en matière de maladies que pour d'autres risque naturels, sociaux ou technologiques.

En résulte une accumulation de normes, règles et lois, la création d'institutions chargées d'accroître la sécurité médicale, à la fois par l'intervention de l'Etat et de sociétés privées, et la mise en place de réseaux de solidarité et de prévention. Si l'intervention de l'Etat est, dans son essence, simple à saisir, l'Etat-Nation ayant pris l'habitude de longue date d'intervenir en matière militaire, diplomatique, fiscale..., l'introduction du concept d'assurance est plus subtil.

L'organisation économique et sociale prend sa source dans les solidarités des confréries, corporations et compagnonnages, qui constituent des groupes de formation et d'aide mutuelle. Rappelons l'ouvrage de Vivès, paru en 1526, "De subventione pauperum sive de humanis necessitatibus". Mais de cette protection de groupe à l'assurance existe une différence, ouverte par la Réforme en Occident, qui donne à l'homme la liberté individuelle d'entreprendre, avec comme corollaire l'insécurité monétaire (Fromm, 1942). Et si l'on étudie l'histoire économique, l'on constate que capitalisme commercial et assurance sont nés aux mêmes endroits et aux mêmes périodes. L'assurance procède du concept de risque, de sécurité... et de l'esprit de profit. L'assurance, créatrice de sécurité, permet d'assumer les risques nouveaux de la société, risques commerciaux, financiers, industriels, mais aussi des risques anciens, incendie, et progressivement maladie et vie. Ainsi sont apparues d'innombrables formes d'assurances, depuis le XIXe siècle, suite à l'inquiétude de l'homme face à son avenir qui sont à l'origine des systèmes d'assurances actuels et de leurs disparités (figure 5 : "Les primes d'assurance en Suisse" ; encart 5 : "En élaborant l'avenir, pensons au passé").

3. Assistance de l'Etat

L'assurance individuelle, dans le système social occidental constitue alors un premier moyen de lutte contre les risques de la vie ; celle-ci ne peut être acquise que moyennant cotisation. Le socialisme utopiste dénonce pourtant, dès le XIXe siècle, les inégalités qui en résultent : Proudhon indique clairement que l'assurance se paie et

FIGURE 5

Les primes d'assurances en Suisse

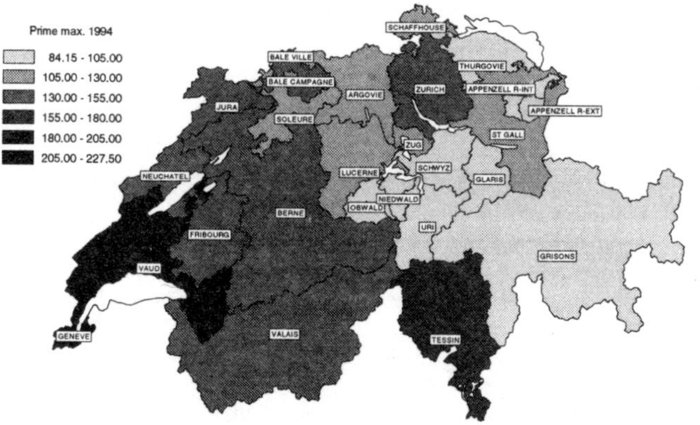

Les primes mensuelles d'assurance en Suisse (en francs Suisses) révèlent d'importantes disparités résultant des pratiques et des consommations médicales. Les cantons urbains et les cantons romands sont de plus gros "consommateurs" de la filière santé que les cantons ruraux et alémaniques, ce qui se traduit par des primes plus élevées puisque le montant de celles-ci est calculé par canton. De telles comparaisons mériteraient d'être faites dans les pays occidentaux afin de comprendre les formes d'assurances et leurs conséquences pour les populations.

que seuls les nantis ont alors droit à la sécurité. Or, la Constitution française de 1791 précisait comme devoir de la Nation "l'assistance aux pauvres dans tous les âges et dans toutes les circonstances de la vie". En matière de santé étaient même prévus des établissements de secours publics pour élever les enfants et soulager les pauvres infirmes…

La notion de "sécurité garantie", gérée et financée par l'Etat, était conçue pour ceux qui ne pouvaient accéder au régime d'assurance capitaliste. "L'assistance constitue un service national, car "la misère des peuples est un tort des gouvernements" (La Rochefoucault-Liancourt, 1791) ; ce service devient alors une branche de l'administration publique, traitée comme "une science politique qui veut être sérieusement étudiée". De là à la médicométrie, il n'y a qu'un pas. Et il aura fallu attendre près de deux siècles avant de le franchir.

Le mutualisme dérive également de l'imperfection des systèmes d'assurances privées. Vu les lacunes des protections mises en place, des collectivités professionnelles et

Encart 5

En élaborant l'avenir, pensons au passé

(Prof. J.C. SOURNIA, Président Club Européen de la Santé)

Presque tous les systèmes de santé occidentaux en vigueur s'inspirent des créations de Bismark dans les années 1880. Il devait tenir compte de son empire fédéral ; il a donc créé une assurance maladie très décentralisée : nous avons en France plus de 120 caisses, et les 26 cantons suisses ont également des systèmes différents.

Pour couper l'herbe sous le pied du parti socialiste démocrate, il ne s'est intéressé qu'aux ouvriers (en France, les travailleurs agricoles n'ont été assurés dans leur ensemble qu'en 1961). Bismark a voulu aussi, par démagogie, poursuivre le système médiéval des ghildes professionnelles et des mutuelles de métier, avec des caisses diversifiées selon le mode de travail. Ainsi s'explique, en France et ailleurs, la multiplicité des caisses d'assurance à base professionnelle. Cet état engendre des inégalités, des injustices et une gestion coûteuse, alors que les antiques solidarités corporatives ont disparu.

Enfin, pour ne pas demander d'argent aux députés de son Reichstag qui auraient refusé une augmentation d'impôts, le chancelier a imaginé de demander des cotisations aussi bien aux employeurs qu'aux ouvriers. Aujourd'hui on s'interroge sur la justification d'une gestion confiée aux centrales syndicales (en France seuls sont syndiqués 10 % des salariés alors que toute la population est assurée), et partout l'absence de l'Etat du financement de l'assurance maladie paraît un artifice peu à peu désuet.

Le moins qu'on puisse dire est qu'un siècle plus tard nos gouvernants pourraient s'affranchir d'un tel système. La médecine a changé, ainsi que nos sociétés, les exigences de la population, nos systèmes économiques et nos niveaux de vie. Les ouvriers ne s'opposent plus aux hobereaux. Nos gestionnaires ont eu le temps de réfléchir, mais ils ne réformeront pas par ukases, si la population et les soignants les récusent.

sociales se constituent pour atténuer les conséquences des risques par des mécanismes de compensation. Chacun des membres contribue et partage les risques, comme dans les corporations du Moyen Age.

La figure 6 "Risques en matière de santé" illustre la complexité des solutions élaborées où sociétés d'assurances privées, Etat, mutuelles, coexistent pour conjurer les conséquences des risques de maladie.

FIGURE 6
Risques en matière de santé

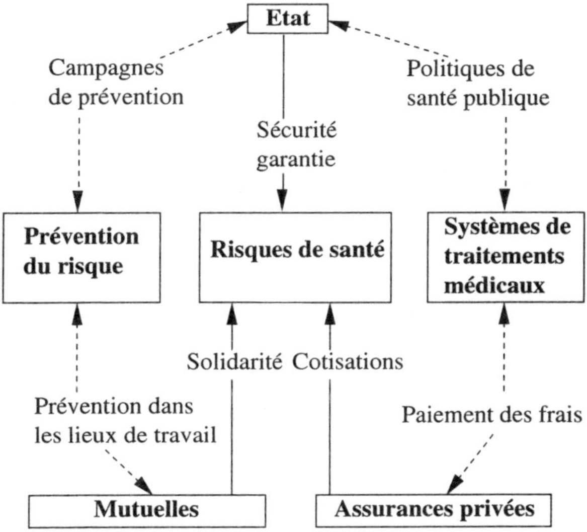

4. Les limites de la sécurité

Malgré la multiplication des institutions d'assurance, des dispositifs curatifs, de soins et le progrès scientifique, l'élimination du risque reste un horizon lointain. On croit, de moins en moins, au mythe cartésien d'identification de toutes les causes pour en assurer la suppression ; l'évolution des dépenses et des investissements en matière de santé nous rappelle régulièrement l'existence du risque. La conquête de la sécurité atteint des limites et cette notion de limite devient fondamentale dans les politiques de sécurité et de santé publique.

De plus, le risque de santé n'est pas le seul. Kates (1970) illustre très bien ce phénomène par la figure 7 : risques naturels et technologiques se superposent dans nos sociétés en raison de leur complexification. Si certains sont aisément contrôlables (pollution de l'eau) d'autres le sont plus difficilement comme la santé ce qui amène parfois à des décisions aberrantes lorsque des autorités mal informées veulent contrôler totalement la gestion de la filière santé sans tenir compte du caractère aléatoire de la maladie.

FIGURE 7

Classement de risques naturels et technologiques

(d'après Kates, 1970)

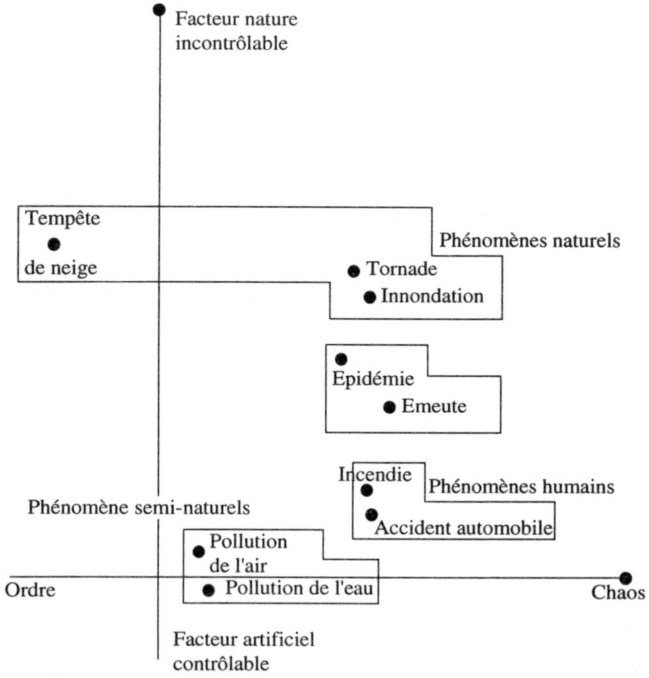

De plus, l'interdépendance de ces phénomènes met en question la notion directe de causalité. "La prise en compte du fait qu'un facteur identifié de risque peut être, sur un autre registre, considéré comme un facteur de protection, qu'une solution à une cause supposée de dysfonctionnement peut être à l'origine d'un autre dysfonctionnement… relativise les objectifs de sécurité" (Dourlens et Vidal-Naquet, 1989). J. Paelinck parle d'allotopie. La prévision du risque consiste alors plutôt à évaluer les risques pour en prévoir une partie. Travail délicat car un risque s'évalue sur sept dimensions (Burton *et al.*, 1978) : l'amplitude, la fréquence, la durée, l'aire, la dispersion spatiale, la rapidité (temps écoulé entre l'apparition de la catastrophe et son intensité maximale) et l'espacement temporel. Suivant la gravité de ces sept dimensions les réponses humaines seront différentes comme l'illustre par exemple le cas du SIDA et les réactions plus ou moins coûteuses et rapides (figure 8 : Individus contaminés par le SIDA en 1990 aux Etats-Unis et encart 6 : le risque épidémiologique).

Le développement de nouvelles pratiques sociales et technologiques – risques professionnels, pollution, stress, accidents de transport, alcoolisme, drogue, sport, alimentation... – font prendre conscience des nouveaux risques et des problèmes de fiabilité de nos systèmes. Des politiques de prévention se développent alors dans certains pays face aux groupes à risques et aux pathologies en expansion. Traiter à la source, améliorer l'information, créer des protections constituent les trois étapes de la prévention. La médicométrie ajoute une étape supplémentaire, celle du calcul des investissements, des risques et des effets de cette prévention. La science révèle des choix et les possibilités d'informer les populations par la présentation des risques, l'explication des mécanismes et l'évaluation des dangers. Elle donne des conseils pour agir. Le concept de responsabilisation des usagers fait alors son apparition : il ne s'agit plus d'éliminer les causes objectives, mais de les réduire en faisant appel à la responsabilité.

FIGURE 8

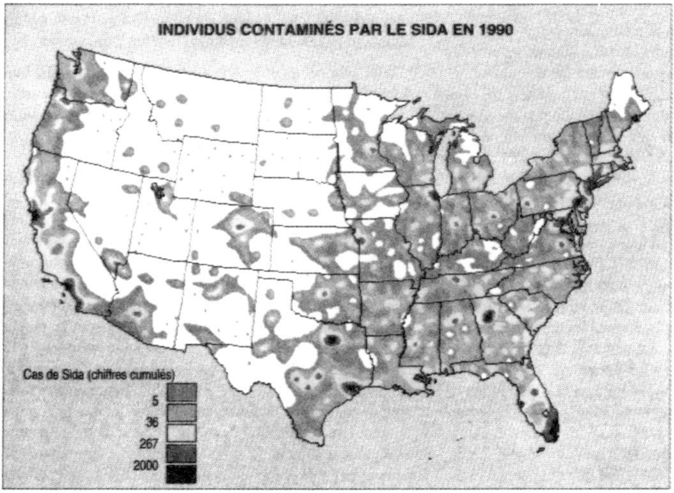

Source : P. Gould, 1993, *Mappemonde,* n° 2, p. 25.

Encart 6
Le risque épidémiologique*

Sida et médicométrie régionale

Alors que de tous temps les hommes ont appris à vivre avec les risques naturels, il semblerait exister une sorte d'aveuglement dans la prospective contemporaine face à ces facteurs aléatoires. Et pourtant ils existent, proches de nous, dans nos villes. Je ne parle pas des inondations ou des tremblements de terre, mais des risques épidémiologiques récents venant de la diffusion du Sida.

Pourquoi évoquer le Sida ? Non parce qu'il existe 30 000 cas déclarés en France en 1992, sans compter les cas de séropositivité, mais parce que ces cas sont plus nombreux dans les villes, et que le Sida provoque d'autres pathologies plus pernicieuses et plus contagieuses. Dès maintenant, dans les villes africaines et dans certains quartiers pauvres des villes américaines (South Central à Los Angeles, le Bronx à New York), en raison des pratiques sexuelles et de la consommation de drogues dures par injection, le pourcentage de séropositifs peut atteindre 30 % de la population ! Les groupes à risques, homosexuels et drogués, ne sont plus les seuls touchés : l'épidémie s'étend par diffusion à toutes les couches sociales de la population et plus particulièrement dans les aires métropolitaines, avant d'affecter d'autres milieux selon un processus de diffusion spatiale.

La diffusion du Sida

Si l'épidémiologie a depuis longtemps mis en évidence les mécanismes de contagion spatiale, par exemple dans l'histoire des villes anglaises par la pollution liée au charbon, et la diffusion du choléra à Londres à partir d'une pompe à eau polluée, les études sur le Sida ont plutôt mis l'accent sur le caractère temporel de sa progression que sur son caractère spatial et sa concentration. On sait que la diffusion du Sida s'est faite dans les villes, lieux centraux de rencontre de groupes à risques, camionneurs en Afrique noire, homosexuels aux Etats-Unis... mais peu de pays fournissent des statistiques spatiales détaillées par quartier, par crainte de nuire à la confidentialité statistique, mais aussi de peur de faire connaître une réalité spatiale inquiétante dans les lieux clés de l'épidémie.

Cet "aveuglement spatial" est d'autant plus étonnant que se pose avec acuité la question des infrastructures de soins et de leurs localisations, et qu'en épidémiologie le processus de dif-

---

* D'après l'Espace Géographique, 1993, n° 3, p. 281-283.

fusion est connu : un agent causal, porté par un vecteur, permet sa transmission. Dans le cas du Sida, le risque épidémiologique est mal perçu, puisqu'il s'agit avant tout d'une maladie sexuellement transmissible, donc théoriquement contrôlable par l'utilisation de préservatifs. Les cas dramatiques des hémophiles nous ont rappelé qu'il n'existait pas qu'un vecteur... et que le sang servait lui aussi de structure de transmission à une population nouvelle. Et la diffusion du Sida touche d'autant plus à la médicométrie régionale que la maladie porte en elle une série de pathologies secondaires ; certaines non transmissibles par contact (cancers), mais d'autres très contagieuses comme la tuberculose. A ce niveau, de vieux démons épidémiologiques ressurgissent, puisque la relation sexuelle n'est plus le seul vecteur de la transmission, mais la proximité... Et le risque est d'autant plus grand que la densité des contacts s'accroît dans les villes.

Le risque urbain

A une période où n'existe pas encore de vaccin contre le Sida, où l'AZT voit son efficacité se réduire, où la tuberculose dérivée du Sida devient résistante à deux des antibiotiques actuels, la question du "risque spatial" redevient d'une douloureuse actualité ; songeons aux 10 % de tuberculeux parmi les malades du Sida de certains secteurs du Bronx que nous annonce Peter Gould... Le lieu où vit une personne revêt une importance majeure dans la probabilité d'acquisition de la maladie. Certes, il est connu que les citadins, vivant dans les aires polluées, ont plus de risques de cancers du poumon que les ruraux et ceci ne les fait pas quitter la ville ; mais l'épidémie du Sida et ses conséquences indirectes ont une ampleur qui nous oblige à réfléchir en termes de diffusion hiérarchique (depuis les secteurs à risques) et de diffusion directe par contact, ce qui élargit les groupes et les secteurs spatiaux affectés.

Dans une société de "ségrégation urbaine", on peut s'interroger sur les dérives qu'engendre le risque urbain... et ce d'autant plus que ce risque spatial est mal évalué, par manque de données spatialisées précises, traitables par des systèmes d'information géographiques ; la modélisation spatio-temporelle de l'espace Sida est possible, tout comme il est possible d'évaluer la rapidité et les aires de diffusion de la nouvelle tuberculose en tenant compte des groupes sociaux, des pratiques culturelles, de la densité et de diverses conditions locales.

Cette réflexion nous semble indispensable à une prospective urbaine qui, sans faire de catastrophisme, s'interroge sur l'une des graves questions de nos sociétés contemporaines, celle de la recherche de la sécurité sans atteinte aux libertés individuelles.

Le taux de prévalence des anticorps anti-LAV dans la population des donneurs de sang constitue un bon indicateur de la diffusion du Sida. En 1985, en France, les taux suivants étaient mesurés :

– population générale	1 %
– population lors de collecte de rues à Paris	8 %
– population carcérale	69 %

Ces taux sont confirmés par le rapport sur la transfusion du sang contaminé. Parmi les secteurs à haut risque :

- les grandes villes
- certaines collectivités et groupes sociaux
- certains quartiers des grandes villes

Les pourcentages de décès, liés au Sida, entre 1983 et 1990, par rapport aux décès totaux de la population âgée de 25 à 44 ans sont :

– à Paris	50 %
– dans les départements de la petite couronne	20 %
– dans les départements de la grande couronne	10 %

Une distribution périurbaine concentrique qu'indiquent clairement les pourcentages départementaux :

– Hauts-de-Seine	20 %
– Seine-Saint-Denis	17 %
– Val-de-Marne	15 %
– Essonne	11 %
– Seine-et-Marne	11 %
– Yvelines	9 %
– Val-d'Oise	7 %

Au total sur 8 121 décès par Sida en France entre 1983 et 1990, dans la classe d'âge des 25-44 ans, 4 366 proviennent de la région Ile-de-France.

Source : Bulletin épidémiologique hebdomadaire, INSERM, 12 octobre 1992. Rapport de la Mission sur l'affaire dite du sang contaminé, novembre 1992.

La portée de l'activité préventive passe par la représentation que chaque personne se fait du risque et par sa conception de la sécurité, au plan individuel et global. On distingue de façon simple quatre grands types de comportements : la négation du risque, l'acceptation passive, la volonté de prendre des mesures et... la fuite. Ceci engendre pour l'Etat et les assurances des interventions normatives pour gérer des situations d'incertitudes : campagnes de sensibilisation, participation de la personne aux frais en cas de non-respect des règles, décision de non-remboursement...

5. Les arbitrages

Cette série d'interventions n'est pas sans poser les problèmes de la responsabilité des partenaires et des questions sur le rôle des arbitrages de l'Etat et des assurances. Les premières concernent la justification des choix : quelles valeurs économiques et morales vont orienter les choix de remboursement, d'investissement et de prévention ? Les deuxièmes s'interrogent sur la temporalité des décisions : doit-on agir sur le court terme, par analogie avec les mandats politiques, ou sur le moyen et long terme ? Les troisièmes posent les questions de la pertinence de l'action normative : la prescription et la multiplication des normes sont-elles utiles pour gérer les situations dominées par l'incertitude et les représentations mentales ? Les quatrièmes touchent aux rôles respectifs de l'Etat, des assurances, des professionnels de la santé : l'évolution des coûts ne conduit-il pas à transférer aux personnes et aux professionnels des charges traditionnellement du ressort de l'Etat et des assurances ? Enfin les cinquièmes concernent les responsabilités : socialisation ou individualisation du risque ?

L'incertitude règne en matière de politique de santé comme l'illustrent ces questions, et pour les aborder sereinement il nous semble indispensable dans le contexte d'une vision médicométrique :

– de rappeler les fondements moraux de la notion de "sécurité garantie" par l'Etat en particulier pour les personnes à risques économiques et sociaux ;

– d'insister sur le caractère d'investissement – et non de dépense – de nombreuses actions de santé, tant préventives que curatives, pour le système économique et social ;

– de la nécessité de dépassionner et de dépolitiser les débats sur les coûts de la santé, pour traiter de prospective à moyen et à long terme ;

– de faire participer tous ceux qui contribuent aux risques, entreprises, personnes… aux frais dans un contexte global ;

– d'aborder, dans les analyses médicométriques, les représentations de la maladie et de la filière santé.

6. Les représentations de la maladie et de la médecine

Les représentations de la maladie entraînent des modifications dans la consommation médicale et dans les pratiques de la filière santé. Comprendre le fonctionnement de cette filière, c'est s'interroger sur le rôle des représentations dans les pratiques médicales dans le temps et dans l'espace et dans le vécu des populations.

Les représentations de la médecine sont étroitement liées à la société et à l'évolution du mouvement des idées. Longtemps la maladie a eu des "causes" magico-religieuses ; elle était attribuée à des faits sociaux – ancêtre qui n'a pas été honoré, faute commise par le malade… – qu'il fallait résoudre pour que le patient puisse retrouver la santé. Le lien maladie-vie sociale était alors fondamental et le traitement passait par des actes sociaux.

En Occident la médecine officielle, en isolant la maladie de la vie sociale, en isolant aussi les organes de l'homme, a substitué une vision parcellaire à la conception sociale. Cependant, cette nouvelle pensée ne s'est pas substituée à l'ancienne d'un seul coup. Chacun a, plus ou moins bien, intégré cette nouvelle conception, plus ou moins rapidement, avec des degrés de conviction divers, et l'a transmise à la génération suivante selon ses convictions propres.

Comme exemple de décalage dans les représentations de la maladie et la médecine officielle, prenons le cas de l'Allemagne, où les médecines parallèles sont restées puissantes. La naturopathie (surtout les thérapies d'eau et l'homéopathie) s'y est implantée dès le début du XIXe siècle, parce qu'il existait un vide substantiel dans les thérapies médicales. Lorsqu'à la fin du XIXe siècle, la médecine occidentale se développe, la naturopathie demeure bien présente aux franges de la nouvelle médecine. Beaucoup de médecins continuent donc à pratiquer la naturopathie durant cette période. Les médecines complémentaires ne sont donc pas la résurgence de vieilles traditions combinées avec de nouvelles thérapies innovatrices, mais bien la continuation d'une tradition.

Le mouvement hygiéniste, au XIXe siècle, ne fait pas exception à la règle : la représentation de l'hygiène sociale, alimentaire, médicale est à la base des règles d'hygiène stricte auxquelles le public doit se soumettre dans son existence quotidienne. L'action vise trois secteurs : l'hygiène alimentaire, la puériculture et l'hygiène de l'habitation. Ce mouvement a largement contribué à lutter contre les fléaux sociaux comme les épidémies, l'insalubrité des logements, les dangers de contamination. La médecine, à cette période, se concentre dès lors sur l'effet du germe sur le corps. Elle se spécialise de plus en plus, appliquant des thérapies localisées et circonscrites à l'organe malade ou à la fonction défaillante. Elle utilise des technologies perfectionnées. Il en résulte une médecine spécialisée, qui a déplacé son terrain de recherche de l'homme malade à celui du corps malade. Dès lors la maladie devient explicable et traitable par des moyens scientifiques et non plus sociaux.

La représentation du rôle du médecin est directement liée à celle de la santé. Ainsi le médecin (figure 9) se trouve-t-il au centre d'une série d'interactions, lui conférant des rôles variés. Il en va de même des autres professions médicales, ce qui permet de schématiser le fonctionnement actuel de la filière santé (figure 10) avec quatre principaux partenaires : le médecin, le pharmacien, les caisses maladies et l'Etat.

FIGURE 9
Les représentations du médecin

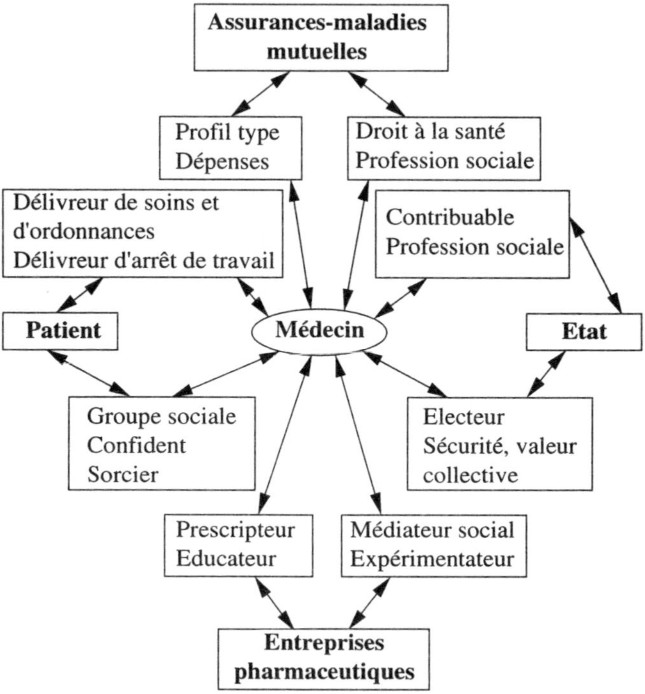

Pour comprendre la filière santé actuelle, il faut donc saisir le rapport entre santé-maladie pour aborder la santé dans un contexte de société ; en effet cette relation est socialement modelée et constitue un moyen "d'accès au système global des interprétations, des croyances et des valeurs d'une société".

FIGURE 10

Les relations médecin-patient dans un contextes d'assurance-maladie

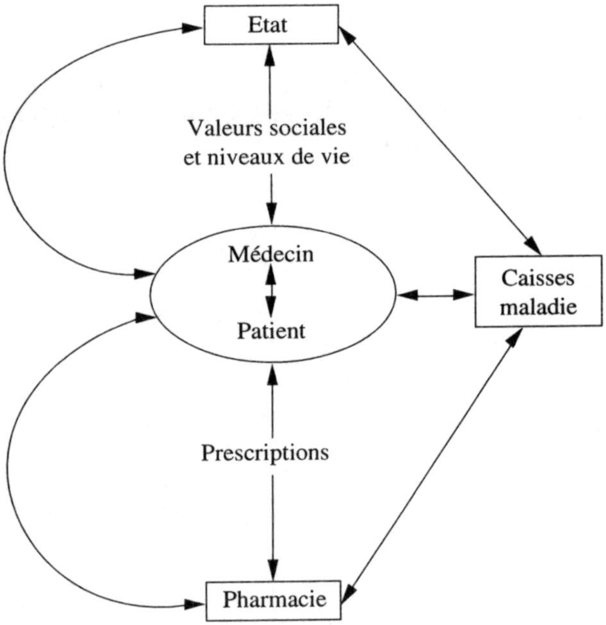

CHAPITRE III

La filière santé en chiffres et en cartes

1. Quelques données de base : santé, PIB, dépenses par habitants

Quatre figures illustrent l'évolution des dépenses de santé par habitant, par année (figures 11, 12, 13, 14). En 1960 les Etats-Unis étaient de loin en tête avec près de $ 160 par habitant, alors que la plupart des pays européens ne consacraient que de $ 20 à $ 60 à la santé. Seule la Suède échappait à ces valeurs avec près de $ 100 par tête, traduisant une politique sociale de santé, qui se poursuit en 1970 et 1980, année où ce pays prend la tête pour les dépenses de santé par habitant.

Progressivement, entre 1960 et 1991, se dessinent plusieurs ensembles de pays, traduisant des politiques de santé différentes ; avec des dépenses très basses, les pays méditerranéens comme le Portugal, la Grèce et la Turquie. En position moyenne inférieure des pays investissant peu dans leur système santé, comme le Royaume-Uni. Les pays les plus libéraux sur le plan économique ou à politique sociale avancée se situent en tête des dépenses par habitant.

Ces dépenses doivent être mises en rapport avec le Produit Intérieur Brut. Ainsi certains pays consacrent-ils en 1993 13,4 % de leur PIB, comme les Etats-Unis, d'autres 9,1 % comme la France ou 9 % comme la Suisse, ce qui relativise les valeurs absolues. Sur les quatre figures les pays qui consacrent le moins à la santé par rapport à leur PIB, se situent sur la droite d'une ligne qui couperait à 45° les diagrammes ; à l'inverse les pays où la charge de santé par rapport au PIB est lourde se placent à gauche de cette ligne imaginaire (en 1991 les Etats-Unis et le Canada par exemple).

FIGURE 11

Dépenses de santé et PIB – 1960

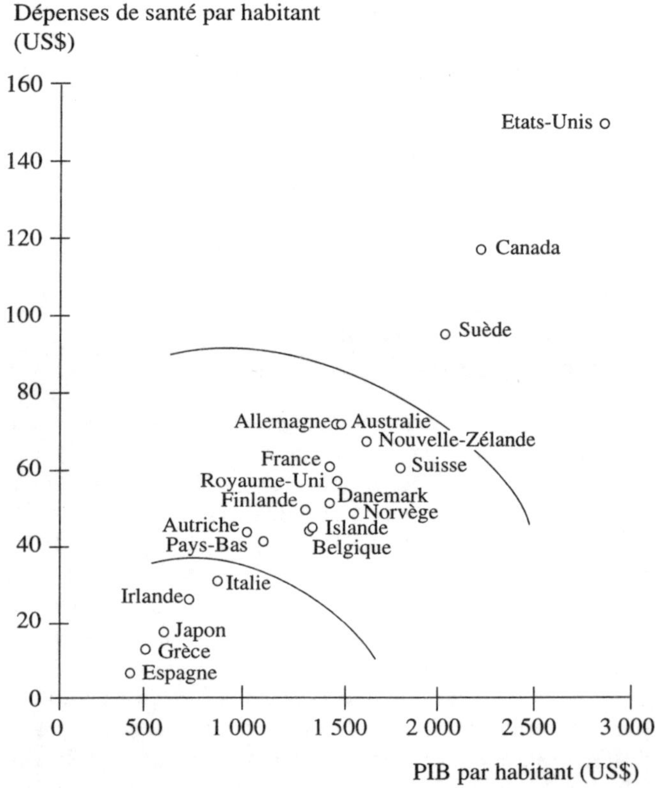

Face à l'évolution 1960-1991, il est classique de parler d'explosion des coûts de la santé ; cette explosion est pourtant à nuancer. Les dépenses pour la santé en Suisse représentaient par exemple 7 % du PIB en 1980 ; elles sont évaluées en 1991 à 7,9 % de ce même PIB.

Les dépenses de santé sont à mettre en relation avec le PIB et avec les choix effectués par les divers pays en matière de politique sociale. De ces choix résultent des répartitions de dépenses, intéressantes à détailler.

Prenons le cas de deux pays la Suisse et la France (figure 15). 47 % et 53 % sont consacrés aux dépenses hospitalières ; les médecins représentent entre 13,7 % et 14,9 % des coûts et les médicaments entre 17,8 % et

FIGURE 12
Dépenses de santé et PIB – 1970

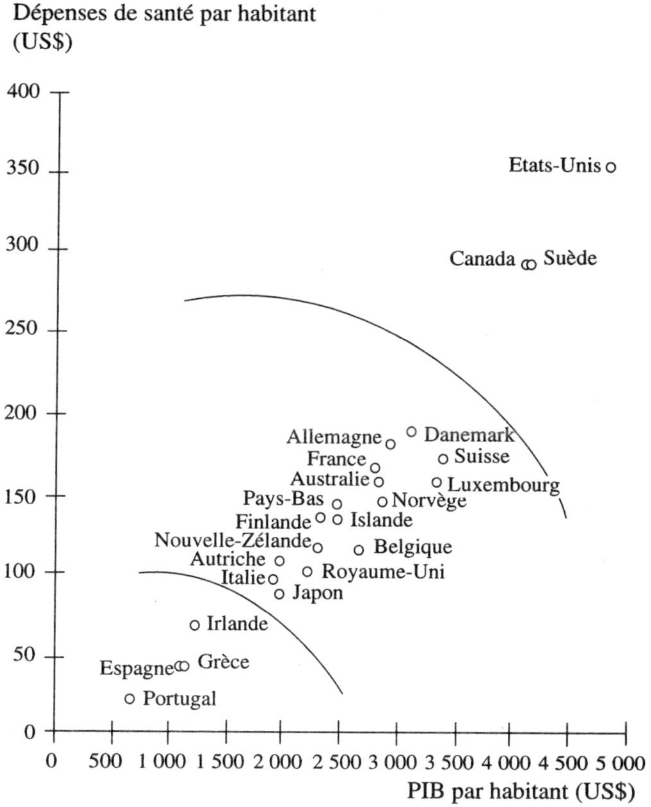

11 %. Les autres catégories sont inférieures à ces pourcentages. Tout en illustrant des structures de dépenses différentes, en particulier pour les médicaments, ces diagrammes révèlent que la grande catégorie de dépense est liée à l'hospitalisation, un domaine dont nous privilégions l'étude en médicométrie (voir chapitre 4).

2. Les causes de l'accroissement des dépenses pour la santé : l'exemple Suisse

Les figures sur l'évolution des dépenses de santé par habitant illustrent une hausse régulière des dépenses en

FIGURE 13

Dépenses de santé et PIB – 1980

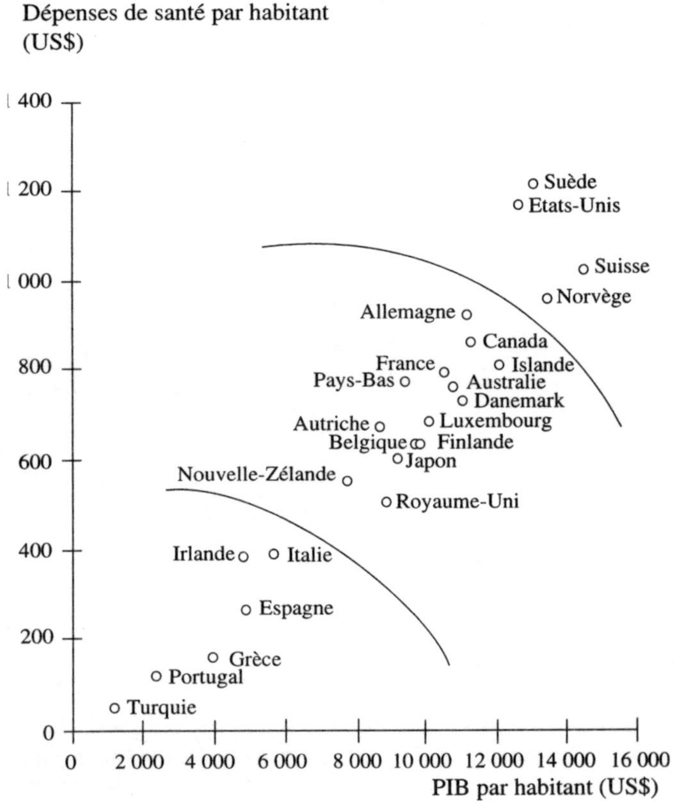

dollars constant. Il nous faut donc en analyser les causes. Etayons-les avec des données précises dans le cas de la Suisse. Sans hiérarchiser ces raisons, qui cumulent leurs effets, nous pouvons dresser la liste suivante :

– Le vieillissement de la population : avec une espérance de vie en 1992 de 81,2 ans pour les femmes et 74,3 ans pour les hommes la Suisse se place dans le peloton de tête de l'allongement de la durée de vie ; les conséquences de cette évolution positive sont nettes sur le plan des coûts de la maladie comme en témoigne la répartition des consultations en cabinet en 1993 (figure 16).

– Le coût de l'hospitalisation constitue en Suisse une deuxième cause de cette augmentation. Sur la base d'un

FIGURE 14

Dépenses de santé et PIB – 1991

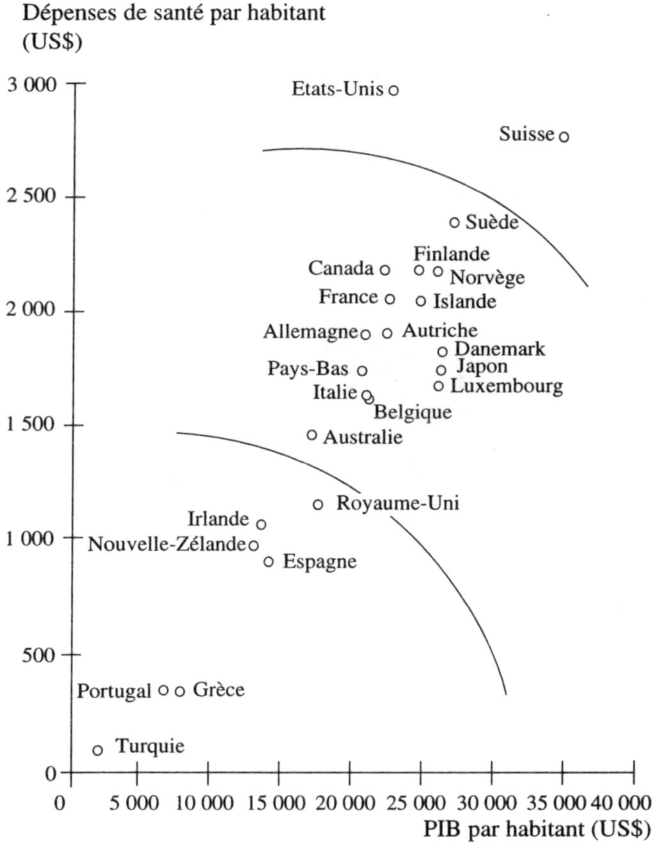

indice 100 en 1986 les dépenses totales d'exploitation s'élèvent à 160,5 en 1992, alors que les durées de séjour se réduisent de 13,7 jours à 12,2 jours. Les dépenses par cas atteignent 11 719 F en 1992 contre 9 124 F en 1988. Même si le personnel hospitalier se stabilise et le nombre de lit se réduit (d'un indice 99 en 1988 par rapport à 1986, à un indice 95,2 en 1992), la part de l'hôpital dans les coûts de la santé publique passe de 50 % en 1985 à 53,5 % en 1991.

N'oublions pas cependant que ces coûts permettent de rémunérer un personnel dont les salaires correspondent à environ 75 %-80 % des frais de fonctionnement hospitalier.

FIGURE 15

Dépenses de santé

Suisse, 1991

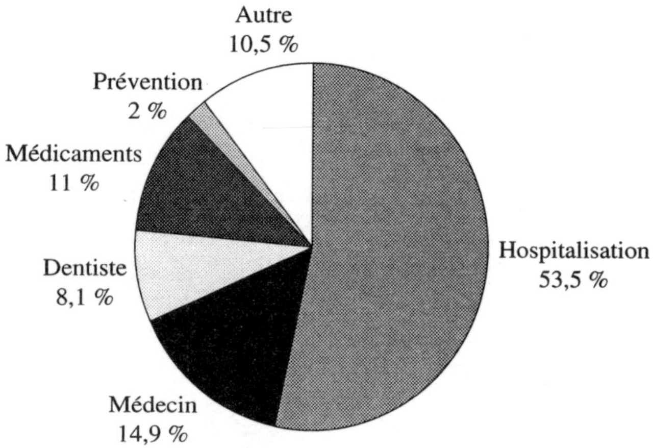

France, 1992

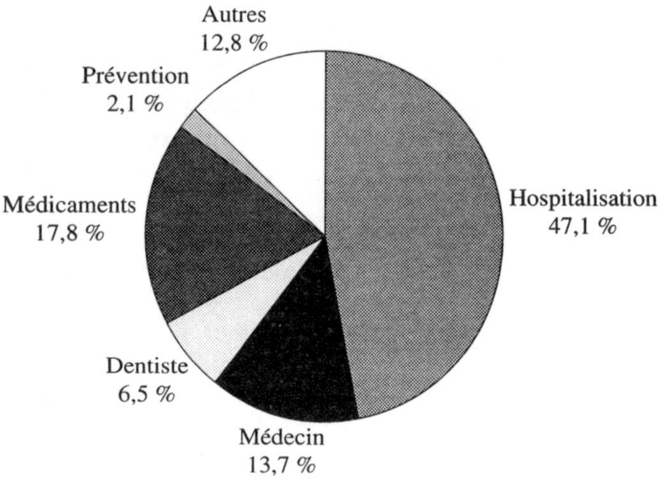

FIGURE 16

Répartition des consultations en cabinet médical selon l'âge et le sexe, en Suisse, en 1993

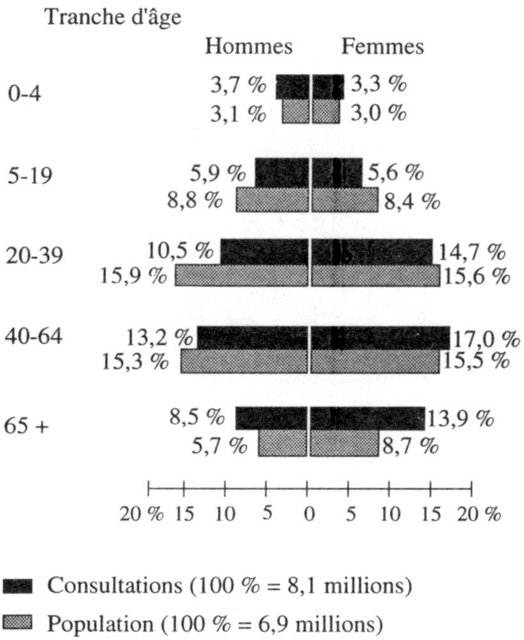

Source : Institut pour l'information et la statistique médicales, Zoug.

– L'égalité géographique devant la maladie constitue un aspect non négligeable de l'évolution des systèmes de santé. Le nombre de médecins et d'infrastructures médicales a non seulement augmenté dans les centres urbains, mais une répartition géographique plus régulière est en train d'apparaître. La densité médicale selon les pays montre (figure 17) des chiffres de 231 habitants par médecin en Autriche, 346 en France et 267 en Suisse ; du fait de l'augmentation des densités médicales les comportements face à la maladie à la campagne s'apparentent à ceux des citadins et les frais médicaux des ruraux ont rejoint ceux des urbains au fur et à mesure de l'installation des personnels et infrastructures médicales.

– L'augmentation des cas de maladie liée à l'évolution du système de protection sociale et au meilleur encadrement

FIGURE 17
Nombre d'habitants par médecin

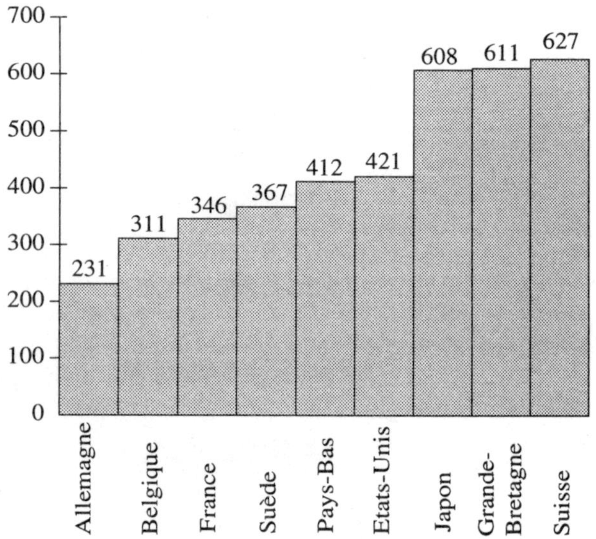

Source : NCR Handelsblad 180594/JB/Bron : Wereldbank, Social Indicators of Development, 1994.

médical, constitue une autre de l'évolution, trop souvent minimisée. L'obligation de consulter un médecin pour obtenir un certificat d'arrêt de travail – même bref, parfois de 24 heures – est l'une des premières causes de l'augmentation des cas dans la pratique d'un médecin généraliste. En moyenne 8,3 ordonnances par habitant sont dispensées en 1993 en Suisse et le nombre de consultations s'élève à 80 millions pour 6,9 millions d'habitants. Les patients, payant plus de cotisations auprès des caisses-maladies, se sentent en droit de déclarer toutes leurs maladies. Il existe dans ce fonctionnement un cercle vicieux opposant comportement individuel et responsabilisation de groupe. Le système actuel n'encourage pas les assurés à se restreindre, bien au contraire. Mais tous les chiffres prouvent que l'état de santé de la population s'améliore ainsi que l'espérance de vie.

– Le perfectionnement de la science médicale explique également la hausse des prix de la santé. Des machines plus performantes et des médicaments plus efficaces apparaissent sur le marché. L'hôpital, centre de ces équipements, tout en offrant d'inestimables services, pèse sur ces dépenses. La technicité, si souvent souhaitée, constitue bien un facteur de hausse des frais, mais son corollaire, la création d'emploi (personnel spécialisé, techniciens, vendeurs...) constitue un élément essentiel dans la hausse des coûts de la santé.

La liste des causes de la hausse des coûts de la maladie pourrait être plus longue, mais à détailler les facteurs, nous constatons l'étroite imbrication vieillissement de la population, progrès médicaux, rôle de l'assurance-santé, coûts de l'hospitalisation et genre de vie.

3. A la recherche d'économies

En 1992 le montant total des prescriptions des médecins s'élevait, en France, à 114 milliards de francs contre 35 milliards en 1980, soit une hausse annuelle moyenne de + 11,3 % en francs constants. La hausse est la même dans la plupart des pays occidentaux. Selon une enquête réalisée en août 1993, par "Que choisir", santé, une personne sur cinq sortait du cabinet généraliste avec une ordonnance comportant plus de trois médicaments (figure 18). Cette tendance est confirmée par une enquête de la Caisse nationale d'assurance-maladie qui évalue en 1992 l'ordonnance moyenne d'un médecin généraliste à FF 500 (dont FF 280 de pharmacie et FF 80 de soins auxiliaires) et celle d'un spécialiste à FF 300 (dont FF 110 de pharmacie et FF 30 de soins auxiliaires).

La recherche actuelle d'économie dans la consommation médicale a amené plusieurs gouvernements à établir des mesures pour lutter contre cette situation.

En France, la mise en place de 65 références médicales limite l'action des prescripteurs les plus déviants ; la création complémentaire d'un dossier médical devrait permettre, en outre, d'éviter le nomadisme médical.

En Allemagne, l'enveloppe globale "Seehofer", du nom du Ministre de la Santé, constitue un système plus contraignant ; sa philosophie est simple : les dépenses de santé ne doivent pas s'accroître plus rapidement que les cotisations de l'assurance-maladie et médecins, hôpitaux... se voient obligés de ne pas dépasser une "enveloppe globale annuelle". Les médecins qui prescrivent

FIGURE 18

L'ordonnance moyenne (en francs)

Chez un spécialiste (= 300 F)

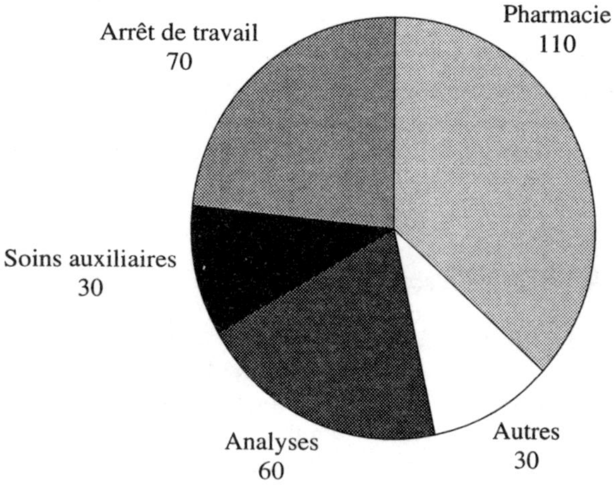

Chez un généraliste (= 500 F)

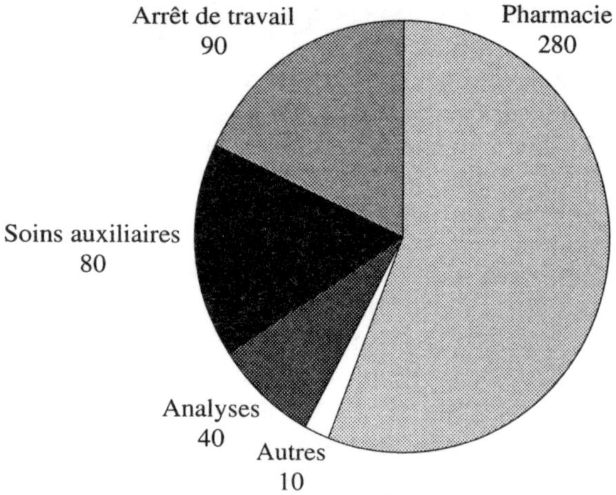

Source : Caisse nationale d'assurance maladie, 1992.

trop se voient obligés de réduire leurs honoraires ; d'où des ordonnances en baisse de 20 % en 1993, avec augmentation des prescriptions de médicaments moins chers, souvent des génériques.

En Grande-Bretagne, la solution est encore plus simple : pour 1994-1995, le budget total des prescriptions a été fixé à 3,2 milliards de livres.

Si ces mesures génèrent des comportements dits économiques, les conséquences sur la qualité des soins ne sont pas négligeables : listes d'attente dans les hôpitaux du fait du report d'opération, transfert des cas lourds de la médecine privée vers les hôpitaux, refus de prise en charge de patients coûteux, opérations sur les cas à risque faible, diminution des prescriptions dites de confort, et plus grave, mise en place d'un système de santé à deux vitesses, en fonction des moyens financiers des patients (ceux qui peuvent échapper au système et ceux qui en sont prisonniers).

Ces mesures, purement économiques, sont brutales et difficiles à planifier car aucune prévision ne peut être totalement fiable dans un domaine aussi complexe ; ne vaut-il pas mieux une meilleure organisation et une rationalisation qu'une maîtrise comptable qui ne tient pas compte du vieillissement de la population, de la meilleure égalité face à la maladie et des progrès thérapeutiques ? Le principe de l'enveloppe globale est celui du rationnement, puisque les acteurs médicaux ne peuvent plus répondre aux besoins exprimés… mais ce principe simple constitue une tentation facile. Le problème de fond soulevé est celui de la mise en rapport d'une demande en hausse dans un système limité ; l'économie de la santé se trouve alors confrontée à l'éthique médicale.

La médicométrie propose de s'ouvrir à une vue plus large, c'est-à-dire d'étudier l'ensemble du problème et les raisons pour lesquelles les coûts augmentent ainsi que le rapport entre coûts et bénéfices.

Vus sous l'angle des prix, les tarifs de la santé n'augmentent pas plus, en moyenne, que le coût de la vie. Ce qui ne cesse de croître, nous l'avons constaté, c'est la longévité et les progrès de la médecine, c'est-à-dire les possibilités de mieux prévenir, de mieux diagnostiquer, de mieux soigner. Or, mieux on guérira et plus il y aura de vieillards à soigner, et plus ceux-ci généreront de dépenses de santé… que les sociétés occidentales peuvent assumer, à condition de s'en donner explicitement les moyens.

Ajoutons que le résultat favorise la création d'emplois. En Suisse plus de 200 000 personnes travaillent dans la filière santé et font vivre avec leurs familles, près de 800 000 personnes ; si l'on compte les emplois indirects ce sont près de 1 000 000 de personnes qui vivent directement ou indirectement du système de santé, soit le 1/6 de la population totale.

Ces constats, simples, rappelés par la médicométrie, illustrent la nécessité d'une vision globale de la filière santé, car la régulation de ce système implique à la fois l'économique, le social et le politique. Il serait vain de vouloir faire des économies en sacrifiant la qualité des prestations médicales, en rationnant ou en acceptant une santé à deux vitesses, pour les riches, pour les pauvres.

4. La faiblesse des mesures de la filière santé

Essayons dans une vision médicométrique, de dépasser les seules questions de coûts. La croissance des dépenses est en général le premier motif d'inquiétude… souvent sans référence au niveau de base des dépenses. Rappelons, par un simple exemple, l'effet trompeur des analyses relatives : si dans un pays A les dépenses de santé sont de F 1 000 par personne, et dans un pays B de F 500 et que des investissements médicaux entraînant F 100 de dépenses supplémentaires par personne sont lancées en A, alors que B se contente d'investir F 50 les deux pays auront une croissance de 10 % alors que B aura dû réduire son investissement par rapport à A. La base du départ constitue donc le référentiel fondamental pour toute analyse relative. Ainsi un pays consacrant peu à la santé, et qui souhaite rattraper son retard aura-t-il une hausse relative plus élevée qu'un autre partant de dépenses élevées et augmentant du même montant ses dépenses de santé.

Effets de croissance

	Pays A	Pays B
Dépenses santé	F 1 000	F 500
Dépenses supplémentaires	F 100	F 50
Croissance relative	10 %	10 %

L'indice des coûts de la santé, simple en apparence, est rarement critiqué… alors qu'il est très délicat d'évaluer les coûts de la maladie ou de pondérer financièrement chaque acte médical. De plus, qu'incorpore-t-on dans les coûts de la santé ? Les revenus des principaux acteurs (hôpitaux, médecins, professions médicales, caisses-maladies…) et les dépenses en médicaments… sans inclure les bénéfices résultant de guérisons plus rapides, de pensions qui ne seront pas payées suite à la qualité des soins, ou des mesures de prévention… sans parler de la qualité de vie.

A cette approche macro-économique on peut également reprocher l'absence de référence au patient ; ce que recherche une personne en se rendant chez un professionnel de la santé c'est un traitement de son problème médical ou parfois social. Le coût médical dépendra de la maladie… et du patient lui-même. La seule question qui pourrait lui être posée, en cas d'absence d'assurance, serait le montant maximum qu'il accepterait de consacrer à ses soins… Question bien inutile dans les pays où l'assurance est obligatoire, et dans ceux où la vie prime sur l'économie…

De telles considérations n'empêchent pas de continuer à comprendre les raisons récentes de l'évolution positive des coûts de la santé. Outre les facteurs déjà analysés, rappelons l'étude de l'assurance santé de la RAND (Manning *et al.*, 1987) qui, à partir d'un échantillon de patients, montre qu'une assurance complète (sans montant déductible) génère 40 % de dépenses supplémentaires par rapport à une assurance avec un montant déductible de $ 1 000 sans bénéfice significatif pour leur santé. L'assurance serait, en elle-même, responsable de la hausse des coûts. Mais notre société est-elle prête à réduire la couverture d'assurance pour laquelle elle a tant lutté (chapitre 2) ?

L'évolution sociale globale contribue également à modifier la demande. une population plus âgée, mieux assurée, plus riche, plus urbaine, ayant accès à des soins de qualité, consacrera plus à sa santé que la population des années 1950. Pour gérer ce système, il faut plus d'administration, tant hospitalière, ou médicale que dans l'assurance ; or dans ces secteurs la productivité évolue peu.

Ajoutons enfin, un nouveau facteur contribuant à l'évolution de la filière santé, la meilleure prévention de la maladie. La prévention constitue plus un choix de société qu'un choix économique, car la prévention peut être coûteuse, dans son action directe et surtout indirecte. Prenons un exemple, la prévention contre le tabagisme ; J.J. Rosa dans une étude sur "le coût social de la consommation de tabac et l'équilibre des finances publiques : le cas de la France" tient un raisonnement global qui permet d'écrire : "La mort précoce des fumeurs retraités est un gain pour la société car la collectivité n'a plus à payer les retraites, ni à subventionner les dépenses de santé". Son analyse est claire :

1. L'espérance de vie des fumeurs est en moyenne de six ans inférieure à celle des français.

2. Les surcoûts médicaux directs et indirects imputables aux pathologies touchant les fumeurs sont de F 26,51 milliards.

3. Mais les décès prématurés des fumeurs, par rapport à une population de non fumeurs, génèrent des économies sur les retraites et les maladies du vieillissement de F 44,96 milliards.

En intégrant ainsi un ensemble de variables, des pertes de production aux incendies provoqués par les fumeurs, aux recettes d'impôts sur le tabac, les allumettes et les briquets… J.J. Rosa montre qu'au total les gains réalisés par le "système fumeur" peuvent être évalués à F 13 milliards. En résumé la mortalité précoce des fumeurs profite aux non fumeurs dont les cotisations sociales sont allégées et à l'Etat qui apporte une participation moindre à ces personnes.

Le même type d'analyse pourrait être appliqué à la consommation d'alcool, avec des résultats encore plus nets pour l'intérêt collectif ! Une population bien nourrie, ne consommant ni drogue, ni alcool, ni tabac…, peu stressée, aura une probabilité de vie longue plus élevée ; d'où des coûts majeurs pour le système de santé lorsque l'on sait que 40 % des dépenses de santé dans une vie longue, se déroulent à la fin de celle-ci.

Le paradoxe de la prévention mérite d'être posé, car il s'agit d'une question globale dont il faut évaluer les conséquences économiques, politiques, légales, organisationnelles et éthiques. Les études coût-bénéfice (conséquences en années de vie sauvées, nombre de malades évités) aident au choix en permettant d'argumenter face aux décideurs ; mais elles ne se substituent pas au choix de société.

Dénoncer l'évolution des dépenses est en apparence simple, voire simpliste ; l'analyser est plus délicat et la contrôler encore plus difficile, d'autant plus que le système santé s'intègre pleinement dans la vie économique et sociale des nations occidentales.

L'impact économique et spatial de la filière santé : à travers les hôpitaux régionaux

Après avoir présenté de façon globale l'importance de la filière santé pour les économies nationales, il faut montrer son potentiel sur le plan régional. En effet au terme "médicométrie", s'ajoute souvent celui de "régionale", lorsque l'étude médicométrique a pour objectif d'étudier la filière santé dans un cadre spatial précis, celui de la région. La médicométrie a en effet souvent à analyser le rôle des infrastructures, tels les hôpitaux dans leurs régions, en particulier lorsqu'il existe des situations de déséquilibre (figure 19 : La relation hommes-santé dans le milieu géographique).

1. Développement économique régional : éléments théoriques

Les régions, contrairement aux nations, ne possèdent pas de frontières au sens économique du terme. Des biens et des services peuvent être acquis à l'extérieur de la région, et certains patients peuvent se faire soigner en dehors de leur région. S'ils se font soigner sur place au contraire, ils contribuent à faire fonctionner l'économie et l'emploi régional ; et si la région attire des patients de l'extérieur, il est possible d'assimiler ces flux à des exportations économiques.

Nous nous appuyons sur la théorie de la base économique pour faire comprendre l'importance de l'impact de la filière santé sur l'économie d'une région à moyen et à long terme. Cette théorie est fondée sur le concept d'activités de base, créatrices d'emplois régionaux, indispensables à la vie économique et au développement régional.

FIGURE 19

La relation hommes-santé dans le milieu géographique

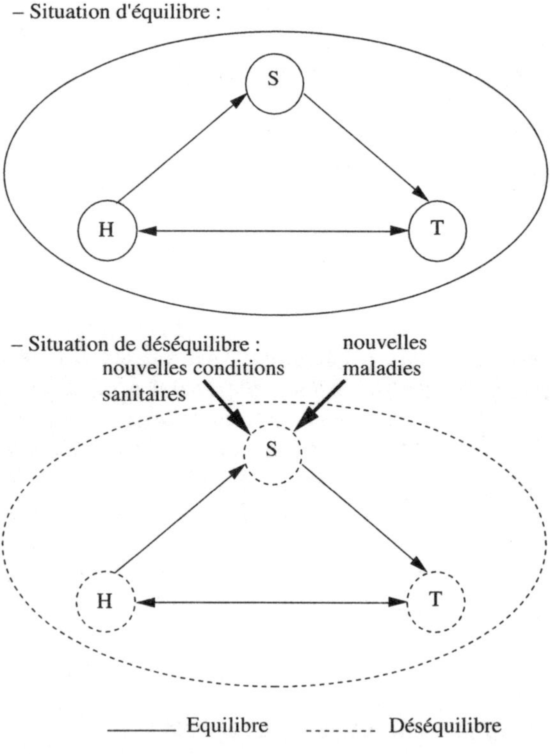

Source : E. Vigneron, 1993, *Le Territoire et la Santé*, Thèse, Université Paul Valery, Montpellier, p. 9.

H : hommes S : santé T : territoire

Ce concept ne se limite pas aux industries traditionnelles, mais s'étend à toute activité qui, d'une manière ou d'une autre, amène de l'argent dans la région et/ou évite des dépenses à l'extérieur (fuites monétaires).

A ce titre, un hôpital qui attire des patients de l'extérieur devient une entreprise d'exportation. Toute structure hospitalière crée de l'emploi et évite aux patients de cette région d'aller se faire soigner à l'extérieur. Ceci permet de faire fonctionner partiellement outre la filière santé, plusieurs autres activités de la région : tels que l'alimentaire, les articles ménagers, le matériel de bureau, etc.

La figure 20 "Impact régional d'un hôpital" illustre les effets directs et indirects d'une infrastructure médicale sur sa région. Par une offre, en particulier en ce qui concerne les emplois, l'hôpital attire des travailleurs hospitaliers locaux et de l'extérieur. Cette attraction limite à la fois l'émigration des personnels et des patients.

FIGURE 20
Impact régional d'un hôpital

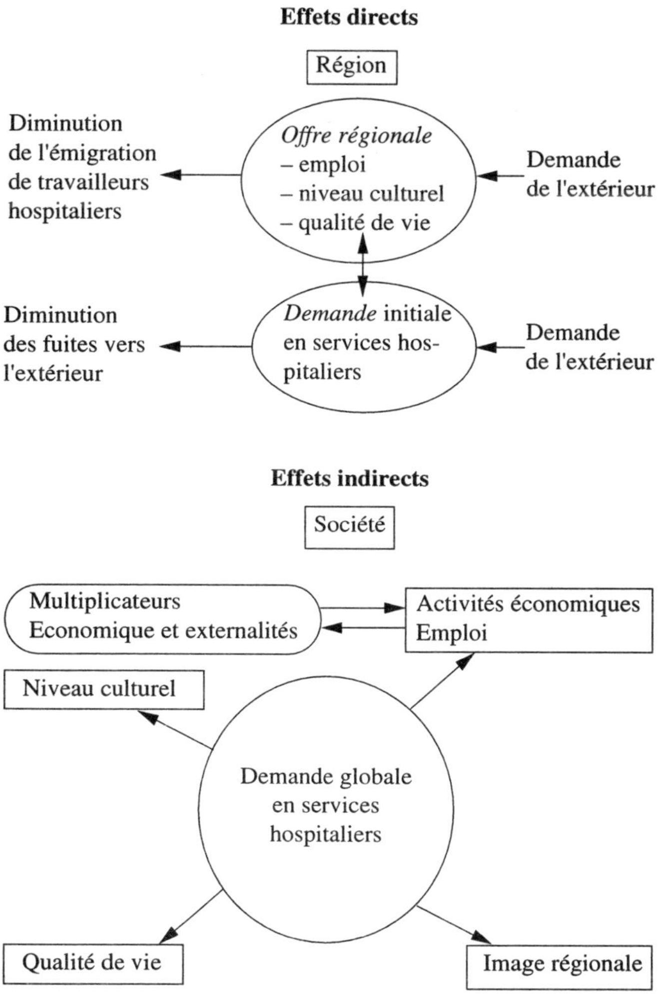

Le processus génère des effets sur le niveau culturel régional, en permettant à des personnes qualifiées de vivre dans la région, sur la qualité de vie, l'hôpital constituant une infrastructure fondamentale pour une région, et sur l'image de la région. Il produit, en outre d'importants effets multiplicateurs sur la vie économique car les sommes dépensées par l'hôpital et les salariés entrent en partie dans les circuits économiques régionaux ; on parle d'externalités pour qualifier les avantages économiques et sociaux dus à l'impact régional de l'hôpital.

Afin de déterminer l'impact économique de l'hôpital sur sa région, nous avons calculé des coefficients multiplicateurs à l'aide de tableaux entrées-sorties ou matrices de comptabilité. En bref, chaque nouveau franc dépensé dans la région (et dont l'entrée suppose une activité de base), suscite à son tour d'autres activités, dans la mesure où cet argent nouveau est redépensé dans la région.

L'importance des effets multiplicateurs, dépend de la capacité de la région à retenir les flux monétaires sur son territoire. Ce pouvoir de rétention dépend à son tour de la structure économique de la région (de la gamme de biens et services qu'elle produit) et de ses infrastructures par rapport à d'autres régions. Les effets multiplicateurs seront d'autant plus grands que la région possède une économie diversifiée et intégrée. Les agents économiques (consommateurs ou entreprises) dépenseront leur argent dans la région s'ils trouvent les biens et services dont ils ont besoin (Figure 21. Illustration des effets multiplicateurs des achats de biens et de services et des salaires.)

La manière de calculer les divers multiplicateurs est développée dans l'exemple de l'encart 7 "Retombées économiques d'un hôpital". A partir d'une matrice de comptabilité par branches d'activités sont calculés les multiplicateurs régionaux de production, de valeur ajoutée, de masse salariale, et de dépenses de consommation. Ceux-ci varient selon les caractéristiques de l'économie régionale et la dimension (population) de l'unité spatiale. Ainsi une région n'ayant que peu d'activités économiques et une faible population aura-t-elle de faibles multiplicateurs (1,1 et moins). Les régions métropolitaines, à l'inverse, génèrent d'importants multiplicateurs (1,5 et plus).

FIGURE 21

Illustration des effets multiplicateurs des achats de biens et de services et des salaires

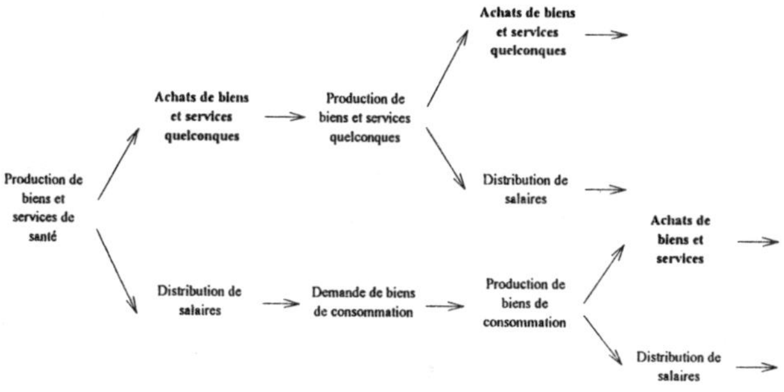

Conception : G. Antille, Université de Genève.

2. L'impact direct et indirect d'un hôpital sur sa région

L'étude de l'impact d'un hôpital sur sa région débute par l'analyse des flux monétaires ; pour cela, il faut connaître l'origine géographique des revenus dont dispose l'hôpital. Ensuite les recettes de l'hôpital vont être transformées en dépenses faites soit dans la région, soit à l'extérieur. Il faut donc dissocier les dépenses faites dans la région qui vont profiter à l'économie locale, de celles faites à l'extérieur. De plus il faut séparer les salaires du personnel, des achats de biens et services.

Une fois les effets directs connus, les multiplicateurs permettent d'évaluer dans quelle mesure les dépenses directement associées à l'hôpital suscitent activités et emplois dans la région. En effet, chaque emploi et chaque dépense de l'hôpital créent des emplois et suscitent des achats dans divers secteurs d'activités. Pour la région de notre exemple (encart 7) nous avons dégagé un effet multiplicateur des dépenses de consommations de biens et services dans le district de 1,26. Cette valeur du multiplicateur s'explique par la dimension réduite de la région et le nombre limité d'activités et de commerces.

Ces achats vont à leur tour susciter la mise en œuvre d'autres productions, qui, pour être réalisés font appel à de la main-d'œuvre et à de nouveaux achats de biens et services dans la région et à l'extérieur. La région étant de dimension réduite, elle ne produira vraisemblablement pas toute la gamme de biens et services requis et ne pourra satisfaire qu'une partie des consommations intermédiaires.

Les dépenses de salaires seront également amplifiées par le fait de la mise en œuvre de productions d'autres branches d'activité. On a évalué, par exemple pour l'hôpital X, (voir encart 5 pour l'aspect technique) cet amplificateur à 5,35 %, soit un multiplicateur de 1,0535 (valeur arrondie). En admettant des fuites qui, dans une petite région sont estimées à 50 % des salaires (vacances, achats de produits et services à l'extérieur du district, épargne) on peut calculer ce qui subsiste dans le district.

De plus, en calculant le taux d'imposition moyen à la masse salariale directe et indirecte des résidents dans le district, nous pouvons aussi évaluer l'apport financier pour les collectivités publiques.

L'activité de l'hôpital X génère également des emplois indirects avec un multiplicateur de 1,06 (encart 7). Il est aisé de calculer les postes de travail indirects engendrés par l'hôpital X, dans cet exemple.

La figure 22 schématise l'ensemble de notre raisonnement sous forme graphique et illustre le rôle de l'hôpital

FIGURE 22

Impact économique du fonctionnement d'un hôpital

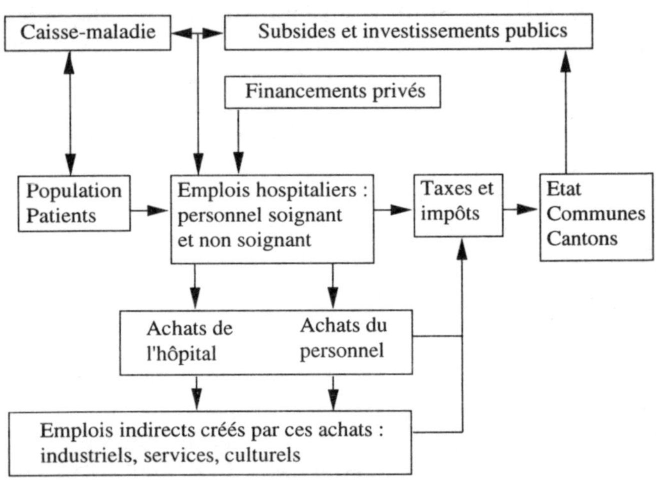

dans le fonctionnement économique régional. Il faut se poser la question du rôle de l'hôpital comme accompagnateur du développement ou comme créateur de développement ; c'est-à-dire de ses vertus structurantes, donc des stratégies à adopter pour que l'hôpital contribue mieux au développement local.

En général, l'espace n'est pas intégré aux réflexions économiques et budgétaires, mais dans le cas des hôpitaux (comme d'autres infrastructures de services), la question de leur utilisation comme moteur de croissance mérite d'être posée pour contribuer au développement local. Souvent premier employeur dans nombre de régions, l'hôpital peut accroître son rôle multiplicateur (effets indirects), tant sur le plan économique que social, à condition que des politiques d'achats régionales soient établies et que diverses infrastructures et services nécessaires au fonctionnement hospitalier soient maintenus (ou dynamisés) dans la région. Au lieu de considérer l'espace comme un frein ou un coût, la théorie des milieux propose d'en faire un élément porteur de développement endogène ; en particulier en définissant des logiques spatiales pour les opérateurs hospitaliers (et non des logiques "managériales"). Réfléchir à la planification hospitalière en termes spatiaux (achats de biens et services dans un espace donné) et de dynamiques économiques, tel est l'un des objectifs de la médicométrie. En termes concrets, il faut envisager un accroissement des multiplicateurs de dépenses, de salaires etc. de 1,1 à 1,3 dans des régions de petites tailles, à 1,3 à 1,6 et plus par des politiques spécifiques d'achats et de mises à disposition des services au plan local. A l'évidence, cette réflexion non hiérarchique pousse à une meilleure équité spatiale par des stratégies d'appui aux implantations des prestataires de biens et de services dans des milieux régionaux en particulier périphériques.

Des stratégies territoriales, impliquant le principe de subsidiarité, sont donc indispensables pour une politique hospitalière consciente des nécessités du développement local.

3. L'hôpital et la qualité de vie dans la région

Si le rôle économique de l'hôpital régional se mesure ainsi, les effets sociaux d'un hôpital n'ont fait l'objet que de très rares études ; mais il est aisé de comprendre qu'outre son impact sur la demande économique régionale par ses dépenses, l'hôpital suscite une meilleure qualité de vie, que nous qualifions d'aménité régionale. il s'agit d'aspects psychologiques et sociologiques de la vie régionale tout aussi importants que l'économie pour le vécu des habitants. Le fait d'avoir un hôpital à proximité constitue un élément de la qualité de vie qui améliore l'image de la région ; en outre le capital humain attiré par l'hôpital renforce le niveau de compétence de la région. L'hôpital permet à des habitants de la région, formés à l'extérieur dans des professions médicales, paramédicales et de services, de retourner dans leur région, du fait de l'existence d'emplois ; des entrepreneurs, soucieux de disposer de bonnes infrastructures médicales pour leur famille, peuvent également y rester, ce qui ne serait peut-être pas le cas si la région ne disposait pas d'hôpital.

L'hôpital, avec d'autres infrastructures de services, exerce ainsi un effet d'attraction, même s'il ne peut, à lui seul, constituer une infrastructure suffisante ; il confère à la région un avantage par rapport aux aires qui n'en possèdent pas, car on peut se demander comment une partie de la population et des activités se comporteraient en l'absence d'hôpital.

Ces éléments sont difficiles à mesurer quantitativement ; mais ils ne doivent pas être négligés pour la qualité de vie régionale, tout comme le fait d'avoir une population éduquée.

4. La planification hospitalière régionale, exemple de réflexion médicométrique

Outre l'analyse de l'impact économique et social d'un hôpital la médicométrie traite souvent de l'impact de réseaux de soins coordonnés. L'exemple suivant illustre le potentiel de la démarche médicométrique pour la prospective régionale globale.

Des programmes de réforme hospitalière, sont souvent lancés par les autorités politiques et font l'objet de vastes débats dans lesquels la médicométrie peut être utile. En général les programmes de réforme reposent sur une hypothèse de base : il y a trop d'hôpitaux ; il faut donc en réduire le nombre.

L'étude des emplois de santé régionaux constitue la première étape de l'analyse pour vérifier la validité de l'hypothèse. L'étude des données concernant le nombre de lits d'hôpitaux constitue une deuxième étape de réflexion, suivie par l'analyse des taux d'occupation des hôpitaux qui permet d'en vérifier la bonne utilisation. Toute planification médicale hospitalière doit tenir compte, nous l'avons montré au chapitre 1, de quatre grands types de critères si l'on veut une répartition spatiale coordonnée des hôpitaux :

– *économiques* : contraintes financières communales, régionales, nationales, du nombre de patients potentiels et des infrastructures existantes ;

– *sociaux* : l'égalité devant la maladie quelle que soit la condition socio-économique de la population ;

– *spatiaux*, car l'égalité géographique devant la maladie constitue une exigence dans l'évolution des systèmes de santé ;

– *temporels*, car une infrastructure de santé est planifiée pour le long terme.

La figure 23 "L'hôpital public régional dans le système de santé" illustre la position de l'hôpital dans un système régional complexe. Grâce aux quatre critères médicométriques, économiques, sociaux, spatiaux et temporels, l'hôpital est placé de façon globale, dans le contexte régional, afin que la prospective hospitalière ne néglige aucun des enjeux du fonctionnement régional (demande des patients, objectifs sanitaires, innovations-héritages, éducation-prévention).

"Le secteur médical est encore infiniment plus complexe que ne le laisse entrevoir" ce schéma. "C'est dire que les impacts d'une mesure de politique économique (stimulation de la consommation médicale, contrôle des prix) auront des effets subtils qui parcourront la totalité du système " (Burg et Paelinck, 1991).

Seule une vision globale de la filière santé dans le contexte régional permet donc d'aborder la question hospitalière et sa prospective : c'est ce que propose la médicométrie.

FIGURE 23

L'hôpital public régional dans le système de santé

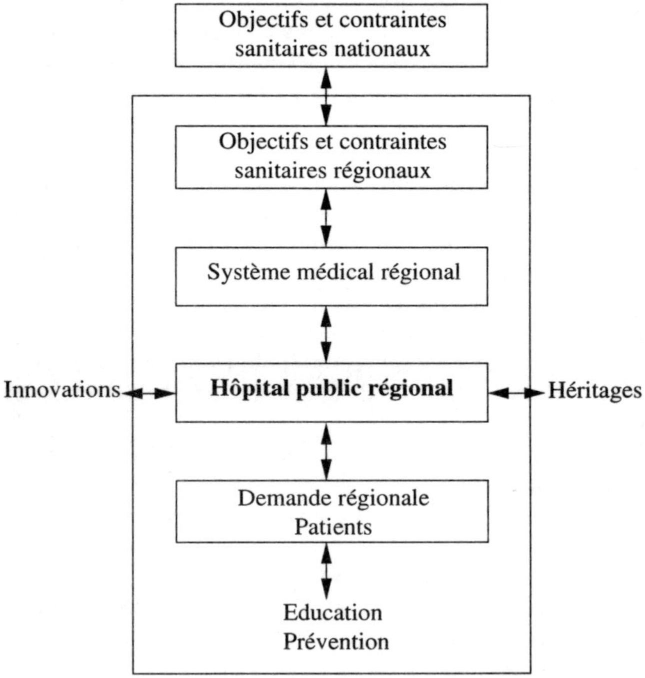

Encart 7

Retombées économiques d'un hôpital X
Un exemple théorique selon G. Antille

Université de Genève

Selon les comptes de l'hôpital on peut établir la décomposition de la valeur de sa production entre consommations intermédiaires (achats de biens et services) et valeur ajoutée :

	Francs	%
Consommations intermédiaires		
dans la région	1 074 699,50	0,09755
à l'extérieur de la région	2 207 920,65	0,20041
	3 282 620,15	0,29796
Valeur ajoutée		
masse salariale payée à des résidents dans la région	7 048 460,00	0,63977
masse salariale payée à des résidents hors de la région	2 402 863,00	
charges sociales	1 119 450,00	
intérêts	128 363,90	
subventions	– 2 992 768,00	
solde	28 177,00	
	7 734 545,90	0,70204
Valeur de la production	11 017 166,00	1

Les données de la comptabilité de l'hôpital X permettent d'allouer les dépenses de consommations intermédiaires dans le district dans les branches d'activité retenues pour la matrice entrées-sorties.

On peut ensuite calculer les multiplicateurs suivants :

– multiplicateur de la production totale :

$$\sum_i h_{ij} = 1,16558$$

où $H = (I - A^d)^{-1}$

avec A = matrice des coefficients d'utilisation de biens et services d'origine domestique dans laquelle la $j^{ème}$ colonne "santé" concerne l'hôpital ;

– multiplicateur de la valeur ajoutée :

$$\sum_i v_i h_{ij} = 0,78089$$

où v_i sont les coefficients de valeur ajoutée à l'exception du coefficient de la branche "santé" qui est celui de l'hôpital X soit 0,70204 ;

– multiplicateur de la masse salariale payée à des résidents dans le district :

$$\sum_i s_i h_{ij} = 0,674$$

où s_i sont les coefficients de salaire des diverses branches d'activité de la matrice suisse, à l'exception du secteur de la santé pour lequel le coefficient de salaire est celui concernant les salaires versés à des résidents dans la régions par l'hôpital X soit 0,63977 ;

– multiplicateur des dépenses de consommations intermédiaires dans le district :

$$\sum_i c_i^d h_{ij} = 0,1656$$

où c^d sont les coefficients de consommations intermédiaires de biens et services d'origine domestique à l'exception du coefficient concernant la santé qui est celui des achats intermédiaires de l'hôpital X dans la région soit 0,09755.

Le résultat obtenu pour ce multiplicateur est surévalué étant donné que les coefficients de consommations intermédiaires de biens et services d'origine domestique concernent, à l'exception de la branche santé, les achats réalisés à l'intérieur du pays et non de la région. Afin de prendre en considération cette situation nous avons fait l'hypothèse que le rapport observé pour la branche santé entre la part des achats de l'hôpital X dans le district de la valeur de sa production totale, soit 0,09755, et la part des achats domestiques de la branche santé au niveau national soit 0,26094 (rapport égal à 0,37) était conservé pour les autres branches d'activité. Cette hypothèse nous conduit alors au résultat suivant pour le multiplicateur des dépenses de consommations intermédiaires dans la région.

$$\sum_i c_i^{district} h_{ij} = 0,12273$$

Selon la théorie des tableaux entrées-sorties, ces divers multiplicateurs s'appliquent à la demande finale. Dans le problème qui nous intéresse, cette demande finale est également à la valeur de la production, sous l'hypothèse que les recettes de l'hôpital X ne proviennent que des ménages résidents dans le district ou de l'extérieur du district. On admet donc que l'hôpital ne délivre aucun service à des entreprises.

On obtient alors les effets multiplicateurs suivants :
– sur la production totale de la région :

11 017 166 x 1 16558 = 12 841 388,35

soit une augmentation de 16,558 % par rapport à la valeur de la production de l'hôpital X ;

– sur la valeur ajoutée :

11 017 166 x 0,78089 = 8 603 194,75

soit une augmentation de 11,23 % par rapport à la valeur ajoutée de l'hôpital X (8 603 194,75/7 734 545,90 = 1 1123) ;
– sur la masse salariale distribuée dans la région :

11 017 166 x 0,674 = 7425 569,90

soit une augmentation de 5,35 % par rapport à la masse salariale payée par l'hôpital X à des résidents dans la région (7 425 569,90/7 048 460 = 1,0535) ;
– sur les dépenses de consommations intermédiaires dans la région :

11 017 166 x 0,12273 = 1 352 136,78

soit une augmentation de 25,81 % par rapport aux dépenses de consommation intermédiaire de l'hôpital X dans la région (1 352 136,78/1 074 699,50 = 1,2581).

CHAPITRE V

Une médicométrie appliquée

A l'issue de cette réflexion médicométrique, il faut effectuer des propositions concrètes d'action, en tenant compte de l'évolution de la filière santé.

1. La route vers une filière santé améliorée

A la fin du XVe siècle n'importe quel médecin, s'il s'était donné la peine d'apprendre les langues savantes, s'il était devenu disciple de quelques éminent professeur, bénéficiait de droits fermement établis sur le savoir traditionnel et les dogmes en vigueur. Pour sortir de carcan il fallait être prêt à défier la confrérie des médecins.

La route vers une médecine moderne ne pouvait être ouverte que par un non conformiste prêt à rompre avec la tradition et à affirmer son indépendance scientifique et politique. Cet homme, Paracelse (1493-1541) de son vrai nom Théophraste Philippe Auréolus Bombast von Hohenheim, protégé par Jean Froben, médecin d'Erasme, fut le premier à délaisser le latin pour enseigner en langue alémanique à l'Université de Bâle. Chassé par ses pairs à la mort de son protecteur, il parcourut ensuite l'Europe.

C'est parmi des hommes comme Paracelse qu'il faut rechercher l'origine de l'esprit médicométrique. En effet depuis Paracelse la filière santé – grâce aux progrès de la médecine – est devenue un système complexe dans lequel interviennent nombre de facteurs économiques, sociaux, politiques, culturels… Cette évolution fantastique de la connaissance et de ses applications génère une série d'actions, des assurances, de l'Etat, des milieux économiques et sociaux (chapitre 2)… sans qu'une concertation ne soit établie entre ces partenaires. Or cette emprise étatique et la manière de conduire la réflexion ont évolué trop souvent sans tenir compte des impératifs incontournables de certains principes médicaux, sociaux et spatiaux.

L'absence de coordination entre l'Etat et les acteurs de la santé a abouti à une situation de crise, caractérisée par l'impossibilité dans laquelle se trouve un Etat, quelle que soit son orientation politique, de gérer un système de santé. Parallèlement les médecins et les chercheurs éprouvent des difficultés à comprendre ce que leurs découvertes ou leurs traitements peuvent avoir comme incidence économique et sociale. L'absence de réflexion commune entre le monde politique et le monde médical a conduit à une cohabitation impossible, tant la manière d'aborder les problèmes est différente pour un médecin et pour un homme politique.

L'homme politique, dont dépend la gestion de l'Etat et qui se doit d'avoir une éthique d'Etat, n'apparaît pas libre dans sa façon de gérer une politique de santé. Il n'est en effet pas libre mais tributaire de l'idéologie du parti qu'il représente, tributaire d'influences externes souvent partisanes, tributaire des médias. Dans nos pays le mandat de l'homme politique est en général court et l'efficacité de son action ne dépasse guère la moitié de la durée du mandat qui lui est imparti. De ce fait les mesures privilégiées se résument souvent à économiser coûte que coûte. En France, la toute récente mise en place de "références médicales opposables" met les prescripteurs sous surveillance et les pénalise avec des amendes après trois dépassements de ces références officielles. Au Danemark, les compressions budgétaires conduisent de nombreux hôpitaux à simplement refuser les personnes âgées (figure 24). En Allemagne, l'enveloppe globale fixée par le gouvernement a fait certes baisser de 20 % les dépenses en médicaments, comme nous l'avons vu, mais les prestations sont désormais rationnées : listes d'attente dans les hôpitaux, refus de prise en charge de patients coûteux et médicaments génériques obligatoires pour les patients financièrement moins favorisés. Une médecine à deux vitesses en somme.

On ne pourra sortir du marasme qu'en dépolitisant le débat, en le dépassionnant pour partir sur une base saine et obtenir le consensus le plus large et le plus rationnel possible, l'objectif étant de dégager un concept global de la santé.

FIGURE 24

> **_Vieillards indésirables_**
>
> *Au Danemark, les compressions budgétaires conduisent de nombreux hôpitaux à refuser les malades trop âgés*
>
> **COPENHAGUE**
>
> *de notre correspondant*
>
> *« Nous n'avons tout simplement pas de place pour tout le monde. C'est pourquoi nous sommes obligés de faire un tri et de fixer la limite d'âge à soixante-dix ans pour les soins intensifs et la rééducation des personnes âgées. »* Cette constatation du médecin chef Per Hübbe, de la section neurologique de l'hôpital de Frederiksberg, un quartier bourgeois près de Copenhague.

Source : Tribune de Genève, 1994.

A ces solutions purement économiques et brutales, la médicométrie oppose *une rationalisation de la filière santé*. Le problème de fond soulevé par ces mesures est celui de la confrontation entre la santé dans sa composante économique et l'éthique. Le contrôle purement budgétaire et comptable de la qualité de la médecine n'est pas acceptable. La politique sanitaire doit tenir compte des progrès thérapeutiques et sauvegarder l'égalité des traitements face à la maladie, indépendamment de l'âge et de la condition sociale. Il faut donc penser autrement et considérer la santé comme un investissement économique et social.

2. Orienter nos choix en matière de santé ou quelques conseils médicométriques

Comment atteindre ces objectifs et surmonter la crise actuelle ? Par une réflexion globale qui ne peut être l'œuvre du politique seul, mais celle de conseils médicométriques, reflétant tous les points de vue des participants au système de santé : des professionnels aux patients en passant par des administrateurs hospitaliers, les chercheurs et les caisses-maladies…

Un conseil à qui serait laissé le temps de la réflexion pour éviter les aléas de la conjoncture économique et politique. Alors, pourrait-on prévoir un système de santé rationnel et équitable tenant compte de tous ses coûts et de tous ses bénéfices, et évitant les inégalités sociales et spatiales.

Rationaliser le système de santé, c'est faire un pari, celui d'orienter nos décisions en ne négligeant aucun des acteurs d'un système devenu essentiel dans nos sociétés. C'est collaborer avec les médias, en donnant de l'information qui permette de présenter une vision globale – et non partielle et à sensation – de la filière santé. C'est fournir des résultats scientifiques aux conseils médicométriques pour les aider dans leurs réflexions et leurs décisions.

C'est un choix de société, car notre vie sociale n'est plus conçue pour permettre une assistance familiale aux personnes ayant un handicap. Les changements sociaux, la vie urbaine, le vieillissement sont des processus inexorables de la société. En prendre conscience, c'est aussi prendre conscience des avantages et inconvénients liés à ces modifications, pour que les malades et les personnes âgées ne soient plus des "immigrés de notre temps" (M. Mead).

3. Exiger un débat, aider à son éclairage[1]

Si la santé constitue bien un *investissement* – construire une politique de santé c'est programmer *la gestion d'un patrimoine*. En démocratie, cette charge incombe aux *citoyens* et à l'*Etat*.

Les *citoyens* sont tout à la fois les payeurs et les bénéficiaires du système, et il est bien normal à ce double titre qu'ils en soient les *décideurs* ultimes. Si nous insistons sur cette primauté du citoyen dans la décision sanitaire, c'est

1. Les paragraphes 3 et 4 de ce chapitre ont été réalisés avec J. Arnautou, Chef de Service de Néphrologie à l'Hôpital Saint-Esprit d'Agen.

que l'*Etat*, qui devrait avoir pour vocation la défense du public contre cet *"ennemi intérieur"* qu'est la maladie – et, en corollaire avoir pour responsabilité l'édification d'une politique sanitaire – a malheureusement trop souvent montré ses défaillances ; sans doute faute d'avoir considéré la santé comme un secteur économique *productif* à part entière, il a le plus souvent privilégié le court terme – la maîtrise des dépenses – sans tenir compte comme il l'aurait fallu de l'impact positif de l'activité sanitaire sur l'économie. En bref, *la faillite avérée* du couple "technocrate-politique" dans des "affaires" plus ou moins analogues à celle du sang contaminé impose désormais une *transparence des débats* qui nécessite la *participation directe* des usagers. S'il fut un temps où le Directeur général français de la Santé pouvait expliquer que : *"la décision sanitaire se prend à bas bruit ; elle concerne des secteurs très limités du champ de la santé, et un nombre réduit de ses acteurs..."*, il faut comprendre que ce temps est révolu : les enjeux économiques et sanitaires doivent impérativement faire l'objet d'un *débat public*.

Encore faut-il s'assurer que ceux qui débattront soient correctement informés, ce qui est loin d'être le cas : en matière médicale, la presse *"grand public"*, écrite, parlée ou télévisée, n'a pas bien trouvé la mesure entre vulgarisation et sensationnalisme. En matière économique, c'est sans doute encore pire, et peut confiner à la *désinformation* : on souligne à plaisir le poids des *charges* sociales, au lieu d'encourager la solidarité... en oubliant que la médecine moderne, pas plus qu'aucune autre activité humaine, ne saurait atteindre à l'excellence sans des moyens financiers appropriés. Plus grave, on oublie *constamment* de dire qu'en termes de bilan, la santé rapport "quelque part" autant qu'elle coûte. Et puisque, tout comme le public, l'Etat et ses administrations doivent être bien informés, à qui en revient la charge ?... Là encore, *d'abord* à ceux qui sont le plus directement concernés, en l'occurrence les *malades*. Si elle s'inscrit dans la *confiance* à l'égard des autres acteurs et si elle s'exprime par des critiques ou des propositions *constructives*, leur participation à l'amélioration générale du système peut être déterminante.

Exerçant au plus près du malade, le *soignant* médical ou paramédical sera nécessairement un informateur privilégié des décideurs du système.

S'il importe de souligner que la compétence médicale doit être soumise à l'auto-contrôle permanent, institué par la profession elle-même, encore faut-il rappeler que cette compétence devrait se limiter au strict exercice de l'art médical, alors que le praticien est fréquemment sollicité par le corps social bien au-delà de son domaine propre, qui est celui du *soin*, préventif ou curatif. Plus importante encore est la mise en évidence d'une liaison forte entre la *garantie de compétence* que le médecin a le devoir d'exiger de lui-même et la *garantie d'indépendance* que lui doit la société. La prise en charge des problèmes de santé par l'*Etat-providence* risque de se traduire de plus en plus par un conflit entre l'intérêt du médecin et celui de son patient : ordonnateur de dépenses qui seront assumées par le corps social tout entier, le médecin peut se trouver amené à limiter plus ou moins explicitement le volume ou la nature des soins dispensés, voire leur simple accès. *Ces conflits d'intérêts* sont le pendant de ceux, plus fréquemment discutés, où la perspective d'un bénéfice financier ou scientifique se traduit pour le médecin par une tendance inverse à l'exagération, voire au gaspillage (encart 8 : Localisation des médecins spécialistes et demande de soins). Ils sont sans doute encore plus importants à prendre en compte.

Plus éloignés du malade, mais nécessairement concernés par le débat politique, se trouvent les acteurs des secteurs "secondaire" et "tertiaire" de la santé : administrateurs d'hôpitaux et de cliniques, assureurs privés et publics, industriels pharmaceutiques et biomédicaux, économistes et spécialistes en sciences sociales et humaines. Leur point de vue doit s'exprimer au même titre que celui des soignants. Comme eux, ils ne seront pleinement crédibles qu'à condition de satisfaire aux exigences déjà mentionnées de compétence et d'indépendance. Car *pour eux aussi*, il existe bien évidemment, toutes sortes de conflits d'intérêts potentiels.

Et c'est ainsi, que du malade au philosophe, en passant par le médecin et l'économiste, on voit se constituer une sorte de *"Conseil des Sages"* placé auprès du citoyen et de l'Etat pour *éclairer et guider* leur décision… mais surtout pour leur en laisser la pleine et entière *responsabilité*. Trop impliqués dans "la santé" qui les fait vivre… ou survivre, il leur appartient seulement de donner en conscience les meilleures informations possibles.

Encart 8

Localisation des médecins spécialistes et demande de soins (D'après Henri Picheral*)

Dans le cadre d'un des premiers colloques de Médicométrie, H. Picheral présente une analyse précise de l'inadéquation offre-demande à partir d'exemples des gynécologues-obstétriciens, des cardiologues et des pneumologues en France.

La représentation cartographique de la localisation des gynécologues-obstétriciens et de la fécondité générale illustre l'opposition entre deux France : la géographie des gynécologues s'inscrit en négatif de celle de la fécondité. Le paradoxe est clair, car la France "stérile abonde en gynécologues-obstétriciens".

"La répartition géographique des sages-femmes n'est guère plus convaincante dans cette pratique : n'est-ce pas dans les Alpes-Maritimes et en Corse du Sud qu'elles sont les plus nombreuses ? L'on peut bien entendu contester le principe et la nature même de ces corrélations spatiales. La naissance d'un enfant n'est pas le seul motif ni la seule occasion de consultation du gynécologue dans la vie d'une femme. Et certains pourraient tout aussi bien rapprocher la carte des densités et celle des interruptions volontaires de grossesse : elles se superposeraient de façon presque trop parfaite. Quoi qu'il en soit et outre le fait que l'on manque de bons indicateurs en la matière, nul ne peut contester l'ampleur des inégalités entre les femmes normandes et provençales… Face à de telles disparités d'accès aux soins, il serait précieux de connaître quel est au juste le volume de leurs "consommations" respectives et la fréquence de leur recours au spécialiste."

L'inadéquation spatiale est aussi manifeste pour les pneumologues localisés "au soleil", alors que les problèmes broncho-pulmonaires se manifestent surtout dans le Nord et l'Est. L'accès aux soins est mal partagé d'une région à une autre et la médicométrie se doit d'en révéler les inégalités.

* Picheral H., 1984, Médecine libérale et espace médical en France, in Bailly A. et Périat M. (eds), *Médicométrie régionale*, Paris, Anthropos.

FIGURE 25
Gynécologues-obstétriciens 1980

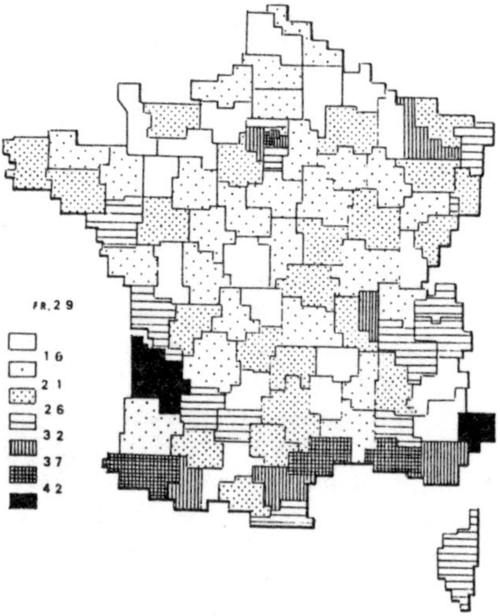

Source : H. Picheral.

FIGURE 26
Fécondité générale 1974-76

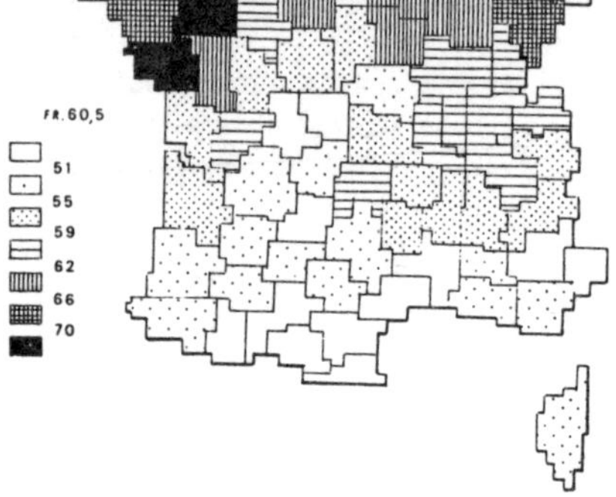

Source : H. Picheral.

FIGURE 27

Pneumologues 1980

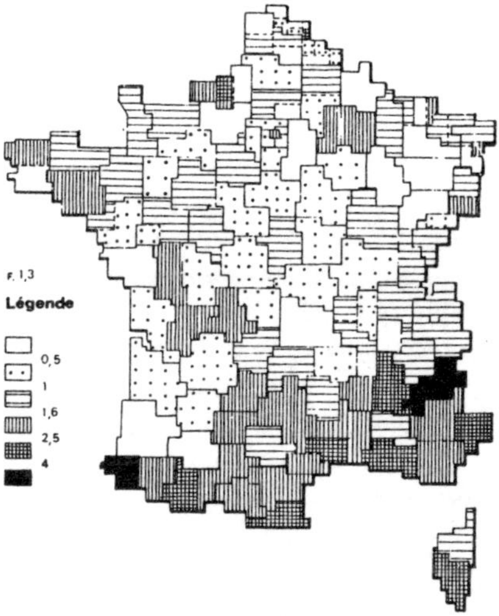

Source : H. Picheral.

FIGURE 28

Pathologie de l'appareil respiratoire

(tuberculose pulmonaire, bronchites, asthme, emphysème)

Mortalité 1974-76 (2 sexes)

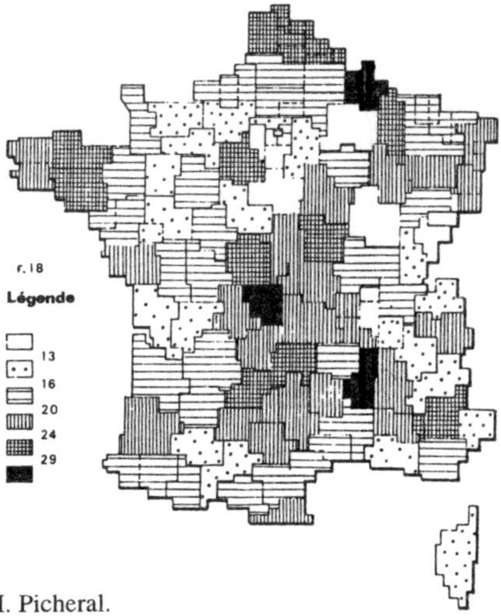

Source : H. Picheral.

4. Rester dans son rôle...

Seule cette *pluralité des sources* garantit, aux prix d'inévitables contradictions, *l'objectivité générale* du discours. Bien sûr, elle ne saurait féconder efficacement la décision sanitaire que si chacun reste dans le rôle qui lui est imparti : lorsque Semmelweiss réclame des draps pour ses parturientes, il est normal que les comptables de ville de Budapest déclarent, vers 1850, qu'il s'agit là d'un achat inutile *"puisque plusieurs accouchements peuvent fort bien avoir lieu de suite dans les mêmes draps"*. Par contre, il est inadmissible que quelque temps après l'une des plus hautes autorités obstétricales de son temps ait osé rétorquer au sujet de l'explication de la fièvre puerpérale que *"son application minutieuse présentait de telles difficultés qu'il eut fallu à Paris par exemple mettre en quarantaine le personnel des hôpitaux pendant une grande partie de l'année"*. Erreur !... Il suffisait de se laver les mains... mais l'adversaire *(médical)* de Semmelweiss avait préféré brandir un argument *économique* imparable pour discréditer son rival... quitte à renvoyer pour vingt ans les accouchées aux horreurs de la puerpérale ! Plus près de nous, voilà un médecin, Scribner qui, dans le début des années 60, plaide auprès du gouvernement américain la cause des urémiques et celle de la dialyse rénale : *"on nous répondit que nous devions être fous, de seulement envisager une thérapeutique aussi coûteuse et que le gouvernement n'accepterait même pas de discuter du financement d'un traitement aussi onéreux et destiné à aussi peu de gens"*. Affirmation logique dans la bouche de l'administration, heureusement contredite par l'évolution sanitaire ultérieure. Mais on regrette que dans le même registre, un spécialiste *médical*, réputé pour sa compétence *économique*, s'interroge avec angoisse parce que *"d'autres organes artificiels vont sans doute être mis au point dans les prochaines années ; et chacun prévoit qu'alors le budget social ne permettra plus d'assurer la survie de plusieurs centaines de milliers d'insuffisants cardiaques et de cirrhotiques"*. L'opiniâtreté médicale semble avoir raison du pessimisme économique énoncé, et l'aventure des organes artificiels et des transplantations ne paraît pas prête de s'interrompre. Pour conclure, il n'y aura de sagesse au *"Conseil des Sages"* que si chacun parle au nom de ce qui fonde son savoir.

Pour compléter cette vision médicométrique, on peut examiner de plus près les moyens d'expression de l'expertise médicale. Ses *vecteurs traditionnels* demandent sans doute à être reconsidérés pour améliorer leur *crédibilité* vis-à-vis des autres acteurs du système. C'est ainsi que les études de protocoles diagnostiques ou thérapeutiques se doivent de mieux démontrer leur rapport *coût-bénéfice* en s'efforçant de reposer sur une base expérimentale toujours plus large. Ceci suppose un relais efficace entre la recherche *fondamentale* et la recherche *clinique*, qui se doit d'associer un grand nombre de praticiens, exerçant dans des conditions parfois fort différentes. Si les résultats de ces études doivent déboucher sur une codification de la pratique médicale, proposée au nom de l'amélioration de la qualité des actes, encore faut-il veiller à ce que l'élaboration de *"guidelines"* et autres *"références"* se fasse à un niveau suffisamment *"local"* pour garantir l'adhésion des praticiens. Cette importance de *l'échelon spatial optimal de prise de décision* apparaît dans tous les domaines, et pas seulement dans celui de la prescription thérapeutique : il doit impérativement être pris en considération pour améliorer la distribution spatiale des installations des professionnels et des équipements (encart 9 : Analyse régionale de la consommation et de la production des soins dentaires). C'est également sur le terrain, au plus proche des usagers, que devraient s'élaborer et se mettre en place des programmes d'éducation ambitieux qui visent tout autant à une rationalisation de la demande de soins qu'à éviter l'évolution du public vers un *consummérisme* contre-productif (encart 10 : Les variations régionales de l'hystérectomie). Sans doute enfin, serait-il intéressant de voir la médecine s'articuler davantage par grandes *"branches"* susceptibles de lancer des programmes de lutte contre les maladies les plus préoccupantes (cancer, diabète, maladies cardio-vasculaires, etc.), programmes où seraient intégrés les mesures de prévention et les traitements proprement dits, et qui pourraient faire l'objet d'une négociation de leur financement en dehors du cadre des structures traditionnelles de la distribution des soins (médecine ambulatoire, hospitalière, généraliste, spécialisée). Cette logique de *"branches"* déjà appliquée avec succès au développement des systèmes de production a surtout débouché jusqu'ici en médecine sur la création de *structures* spécifiques (centres anticancéreux,

Encart 9

Analyse régionale de la consommation et de la production de soins dentaires (D'après Jean-Pierre Gallet*)

Après une étude de la consommation dentaire moyenne par personne et de la densité des chirurgiens-dentistes, J.P. Gallet établit une carte de la démographie professionnelle, représentant la densité en 1986, et une carte de l'activité moyenne en 1985.

Il existe une disparité très importante entre le Nord et le Sud de la France et plus spécialement d'une ligne Nantes-Genève (Paris, la Bretagne et l'Alsace mis à part). Le département à plus faible densité est le Pas-de-Calais avec un chirurgien-dentiste pour 2 966 habitants. Le département à plus forte densité est Paris avec un chirurgien-dentiste pour 724 habitants, soit un écart de 1 à 4.

Sur la carte de l'activité moyenne en 1985, ce sont les départements où la densité professionnelle est la plus faible qui présentent le meilleur indice d'activité. Le département à plus faible indice par praticien est la Corse (indice relatif 56). Le département où l'indice est le plus fort est le Haut-Rhin (indice relatif 78), soit trois fois plus.

La consommation moyenne de soins dentaires par personne présente des disparités départementales importantes puisqu'elle varie du simple au double.

Il s'ensuit de fortes disparités dans les indices d'activité des chirurgiens-dentistes, les départements où cet indice est inférieur à la moyenne nationale continuent à le voir régresser par rapport à cette moyenne. Il s'ensuit un écart dans les honoraires des chirurgiens-dentistes par région qui va de 1 à 1,70, un constat qui amène les médicomètres à réfléchir aux répartitions médicales et à leur incidence sur l'accès aux soins et les revenus des praticiens.

---

* Gallet J.P., 1987, Analyse régionale de la consommation et de la production des soins dentaires en France, in Bailly A., Bridel F., Périat M., *La santé : perspectives médicales et économiques*, Paris, Anthropos, p. 75-86.

FIGURE 29

Démographie professionnelle des dentistes (19.02.86)

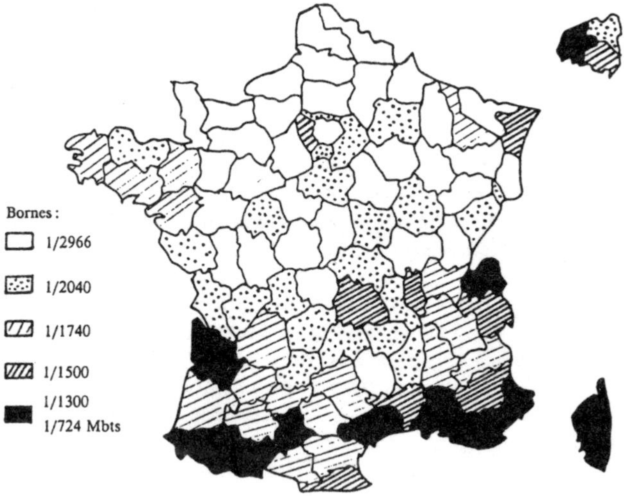

Source : J.P. Gallet.

FIGURE 30

Activité moyenne des dentistes en 1985

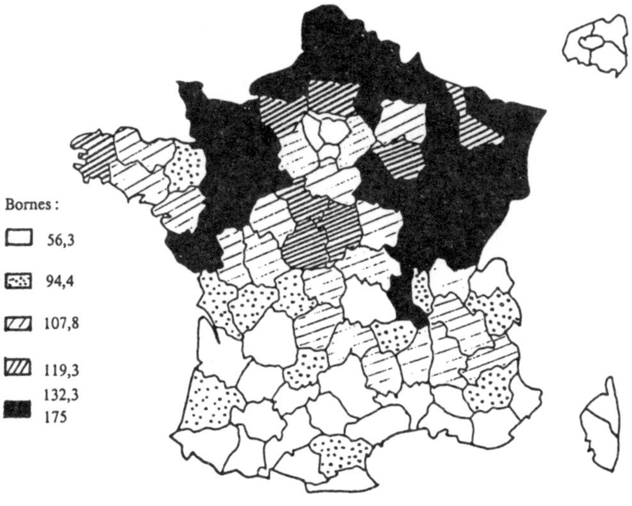

Source : J.P. Gallet.

Encart 10

Les variations régionales de l'hystérectomie

(D'après G. Domenighetti*)

Cette étude montre que les variations constatées sont moins liées aux différences de morbidité ou de mortalité locale, régionale, nationale ou internationale qu'à la disponibilité de lits de chirurgie, à la densité de médecins opérateurs ainsi qu'au mode de financement des soins. Le taux d'hystérectomie (opération chirurgicale qui consiste à enlever l'utérus, totalement ou en partie) ne s'explique pas par des caractéristiques des populations (âge, morbidité, statut socio-économique...), mais plutôt par les particularités de l'offre sanitaire.

Au cours de l'année 1984 le service de la santé publique du Canton du Tessin a porté à la connaissance de la population du canton les résultats de deux études comparatives sur la fréquence de l'hystérectomie dans le Canton, qui souligaient que :

– en 1982, le taux cantonal pour 100 000 femmes était double (+ 95 %) de celui de la région anglaise des West Midlands et quatre fois supérieur à celui de sept régions hospitalières du Sud de la Norvège ;

– les variations régionales des taux, à l'intérieur du Canton, étaient corrélées positivement à la densité de gynécologues et de lits opératoires.

Ces résultats furent très largement diffusés par les mass-médias du Canton (six quotidiens, radio, télévision, etc.).

L'information fut donnée à quatre reprises au cours de 1984 : le 4 février, sur le plus important quotidien du canton (plus de 100 000 lecteurs pour une population de 270 000 habitants), à la fin du mois de juin et de septembre sur *tous* les quotidiens, à la radio et à la télévision.

Les conséquences de cette information entraînent une réduction du nombre mensuel de femmes hystérectomisées :

– ainsi le taux annuel standardisé pour 100 000 femmes a diminué de 18,2 % en 1984 et de 27,1 % en 1985 par rapport à 1982 (dans le Canton de Berne, où aucune information n'avait été donnée sur la fréquence de l'hystérectomie, les taux annuels sont demeurés pratiquement inchangés de 1982 à 1985).

* Domenighetti G. et alii, 1987, L'information sur les variations régionales de la consommation de soins comme instrument de politique sanitaire, in Bailly A., Bridel F., Périat M. (eds), *La santé : perspectives médicales et économiques*, Paris, ERESA-Anthropos, p. 23-30.

Ces résultats suggèrent que :
• la mesure de l'incidence et des variations régionales de la consommation de soins sont de toute importance et même d'urgente nécessité pour analyser l'efficacité et l'efficience des systèmes sanitaires ; ces données, rendues publiques, peuvent influencer les comportements des acteurs et, dans le cas examiné, avoir un effet considérable sur les taux opératoires. En conséquence, cette information peut devenir un important instrument de politique sanitaire, notamment dans le domaine de la prévention et de l'éducation pour la santé de la population et des professionnels de la santé ;
• il reste encore à étudier par quel mécanisme le changement a eu lieu et, surtout, la part de chaque acteur (patient, médecin) dans le phénomène décrit et mesuré. On peut émettre l'hypothèse que le rôle traditionnel du médecin sur le marché sanitaire, celui d'unique décideur du niveau quantitatif et qualitatif des prestations et des soins consommés par le patient, a peut-être été troublé par la diffusion publique de résultats habituellement réservés à la presse scientifique spécialisée et connus seulement des « confrères ». Ce fait a probablement oblité le médecin à une plus grande prudence dans la pose des indications opératoires et à jouer ainsi beaucoup mieux le rôle de fiduciaire et d'agent du patient.

centres de protection maternelle et infantile, etc.). Sans doute serait-elle plus féconde si elle conduisait au *rapprochement de professionnels et d'usagers* venus d'horizons divers et conduits, pour bâtir un programme commun, à raisonner enfin dans l'interdépendance et de globalité. Bien sûr un tel changement d'habitudes compliquerait un peu les modalités de financement de la santé, mais il est permis de penser que l'on y gagnerait beaucoup en cohérence.

5. Une vision globale de la santé

La médicométrie aborde ce choix de société à travers des points de vue, à la fois globaux, spatiaux et temporels :
– Du fait de l'insertion du système de santé dans un système économique, social, politique, il est indispensable de réfléchir en termes d'allocations, d'alternatives et de

complexités des interrelations. Critères économiques, sociaux et éthiques interviennent à ce niveau.

– L'idée d'efficience économique nous pousse à aborder les questions d'investissements et de dépenses médicales en termes de stratégies possibles, de responsabilités sociales et de leurs limites (et non en termes d'efficacité économique pure). Elle nous oblige à analyser la demande de services de santé dans un contexte de flexibilité des choix et de l'offre en fonction de l'organisation actuelle et future du système de production médicale.

– Toute politique de santé doit former un système cohérent ou objectifs, critères d'efficience doivent être définis de façon globale, tenant compte des niveaux spatiaux d'intervention : par le haut, en fonction d'objectifs et de contraintes globales nationaux – par le bas, en fonction d'objectifs et de contraintes locales. L'allocation des dépenses ne peut être réellement optimale que si la dimension spatiale est prise en compte.

– Toute décision en matière de santé se fait dans un contexte temporel. La décision du court terme ne peut refléter une vision globale ; c'est au contraire en fonction du moyen et du long terme que peut être envisagé l'avenir des systèmes de santé.

On saisit vite à travers ces quatre ensembles d'éléments, que tout raisonnement spécialisé – sur le plan professionnel ou spatial – risque de paraître étroit et peu réaliste. C'est une des raisons pour la faiblesse des progrès dans la recherche de solutions raisonnables aux questions de santé et d'assurance-maladie.

La santé coûte, c'est vrai, mais elle rapporte énormément. Ce qui est trop souvent considéré comme dépense est en fait un investissement à la fois économique et relevant de la qualité de vie.

Le conflit classique entre les objectifs à long terme des professionnels de la santé et ceux à plus court terme des autorités politiques est actuellement l'un des plus graves pour les systèmes de santé. A trop économiser, pour réduire les dépenses, on coupe la possibilité de maintenir les recherches de haut niveau. A économiser en achetant des médicaments génériques moins chers, on coupe les potentialités de recherche des firmes pharmaceutiques. Le long terme est sacrifié à l'économie du moment, l'investissement est oublié au profit du quotidien…

Ne l'oublions pas, la justice sociale et le bien-être supposent une égalité devant la maladie, ce qui entraîne un choix de société : soit nous acceptons de payer le prix du progrès, des performances médicales modernes, soit nous retournons à une "médecine des symptômes" en acceptant ses travers et ses conséquences. La passion du mieux vivre qui anime nos sociétés va à l'encontre d'un tel système et passe par la mise en place d'une politique de santé qui tienne compte tout d'abord du patient, puis de tous les autres professionnels de la santé.

L'objectif de la politique de santé ne doit plus être la réduction des coûts, mais plutôt la *rationalisation et l'efficience du système*. Réduire les seuls coûts, ce serait oublier l'impact économique et social des activités de santé sur tout le pays, et plus encore dans les régions périphériques où les emplois de santé sont nombreux. Rationaliser le système de santé, c'est envisager une médecine plus performante dans le contexte d'une société technologique et de services. C'est par cette efficience que tous les acteurs de la filière santé trouveront leur place, non pas dans un contexte de concurrence, mais plutôt de complémentarités dans le respect de l'éthique professionnelle.

Pour atteindre ces objectifs au XXIe siècle, la médicométrie propose (figure 31) de traiter de la filière santé *comme un investissement économique et social* – et non comme un coût – à moyen et à long terme. Elle souhaite la mise en place de *conseils médicométriques*, au niveau des régions et des nations, pour favoriser l'élaboration de programmes de Recherche, de Prévention et de Traitement, en connaissance de cause de leurs conséquences économiques et sociales. Elle propose enfin une

FIGURE 31

Objectifs pour le XXIe siècle

– Considérer la filière santé comme un investissement économique et social.

– Développer un programme RPT (Recherche, Prévention, Traitement) dans le cadre d'un conseil médicométrique.

– Rationaliser le système de santé dans un contexte de qualité de vie, d'équité et d'éthique.

rationalisation – et non un rationnement – des systèmes de santé dans *le respect de la qualité de vie, de l'équité sociale et de l'éthique médicale* ; autant d'objectifs ambitieux, pour contribuer à l'amélioration de la qualité de vie et du bien-être de nos sociétés (Bailly, 1981).

CONCLUSION

"De leur côté beaucoup de gouvernements se sont enfin pénétrés de cette idée, née à l'époque des Lumières : la santé est un bien social et le pouvoir à l'obligation de la préserver...

Ainsi les soins de santé ont pris une allure collective. Soigner n'est plus la simple entente entre celui qui souffre et celui qui sait, c'est une entreprise nationale que l'administration publique doit prendre en main. La tendance s'est concrétisée et généralisée après la dernière guerre. Des administrations sanitaires ont été créées, hiérarchisées, réparties sur tout le territoire...

... Dans le même but, les professions de santé ont fait l'objet dans le monde entier de réglementations précises et contraignantes."

On retiendra de cette synthèse de J.C. Sournia les éléments suivants :

– La filière santé est de plus en plus contrôlée par les Etats pour des raisons économiques, sociales et spatiales.

– Le bien-être de la population constitue l'objectif de ces politiques.

La médicométrie régionale aborde clairement l'évolution de la filière santé dans le respect de ces valeurs. De la géographie du bien-être à la médicométrie régionale, une longue étape conceptuelle, méthodologique et opératoire a été franchie. Grâce à sa vision holistique et systémique, la médicométrie permet de dégager des hiérarchies d'objectifs, tenant compte de l'évolution technique, économique et sociale, et de la responsabilité (éthique, déontologie) de tous les partenaires de la filière santé. Avec comme objectif principal le développement d'un système à la fois performant et de qualité, elle traite des coûts de la santé comme des investissements, des activités médicales comme des multiplicateurs économiques et sociaux, de l'objectif santé pour tous comme d'un atout régional. Elle pose les questions de l'équité sociale et spatiale dans une perspective à long terme, intégrant les notions d'accessibilité, de risque et de garantie de qualité. De ce fait, elle aborde une question économique et sociale fondamentale : que sommes-nous prêts à investir pour notre bien-être ? Et selon quels modes de financement ?

Pour répondre à ces interrogations complexes et globales, nous terminons ce livre par six propositions :

1. Considérer la filière santé en termes d'allocations et d'alternatives possibles du fait de son rôle à l'intérieur du système économico-social.
2. Pondérer les choix en fonction de critères éthiques, économiques, sociaux, temporels et géographiques.
3. Définir les objectifs de la politique santé en fonction des responsabilités sociétales des Etats et de l'efficience de la filière santé.
4. Tenir compte de la demande, en considérant les notions d'assurance et de risque moral.
5. Réfléchir à l'offre de la filière santé, de la recherche médicale aux prestations, afin de mieux la rationaliser.
6. D'envisager cette prospective pour limiter les imperfections du marché, y compris sur le plan temporel et spatial.

LEXIQUE

Mots clefs en médicométrie régionale

Accessibilité : degré de facilité avec lequel on peut atteindre ce lieu ; en médicométrie l'accessibilité se mesure en temps et en coût de transport. Ce concept est central dans la localisation d'infrastructures de santé.

Allotopie : du grec "allos" (autre) et "topos" (site), l'allotopie permet de montrer comment des phénomènes localisés dans un espace peuvent résulter de facteurs localisés dans d'autres espaces ; ainsi se produit la diffusion de maladies dans les ports ou aéroports.

Anticipation : prévision de l'évolution de la conjoncture et, dans le cas de la santé, des investissements nécessaires et des recettes prévisibles.

Assurance : couverture des risques par la solidarité (assurance sociale) ou par des sociétés privées.

Bien-être : sentiment qu'éprouve une personne par rapport à sa qualité de vie ; la santé est l'un des éléments essentiels du bien-être.

Carte sanitaire : carte destinée à la rationalisation des équipements de santé dans le but de rendre plus efficace les implantations des infrastructures et des professions de santé.

Case-mix : procédure de classification multicritère des patients destinée à rationaliser la gestion hospitalière en fonction des maladies.

Conseil des sages : conseil, reflétant les points de vue des participants au système de santé, chargé de réfléchir à un système de santé équitable et rationnel, évitant les inégalités sociales et spatiales.

Coût-bénéfice : mesure des avantages attendus d'un programme de santé par rapport aux investissements engagés. Ces études incorporent non seulement des variables économiques, mais aussi culturelles et sociales.

Densité médicale : nombre de médecins rapporté à la population (100 000 habitants). De ce terme dérive celui de densité hospitalière (nombre de lits pour 100 000 habitants).

Economie d'échelle : diminution du prix de revient unitaire lié à un accroissement de l'échelle de production qui permet de réduire investissements et frais fixes. En matière de santé ces économies d'échelle sont soumises à des seuils au-delà desquels les prix de revient augmentent, ce qui est par exemple le cas des grands hôpitaux.

Epidémiologie : étude de la distribution, de la diffusion et des déterminants des maladies ; l'effet des modes de vie et l'influence de l'environnement sur l'incidence et l'évolution des maladies est particulièrement mis en valeur par l'épidémiologie.

Etiologie : étude générale des causes des maladies.

Filière santé : la filière santé se compose de l'ensemble des acteurs du système de santé : les patients, les professionnels de la santé, les entreprises liées à la santé, les assurances et mutuelles maladie, les administrations de santé, les sociétés et quasi sociétés œuvrant dans le système santé font partie de cette filière.

Géographie des maladies : étude de la distribution des malades et des maladies et des causes de leurs variations dans l'espace et dans le temps ; elle les restitue dans leur environnement spatial.

Géographie de la santé : analyse spatiale de la qualité de la santé des populations.

H.M.O. : Health Maintenance Organization ; système de prise en charge des soins médicaux dans le cadre d'une médecine de groupe.

Interdépendance : influence (spatiale) mutuelle qui génère des conséquences pour les partenaires de la filière santé.

Investissement santé : montant consacré à la filière santé dans le but de le faire fonctionner et d'améliorer la qualité de la santé des populations. On distingue à ce sujet les investissements d'installation et de fonctionnement. Ce concept permet de tenir compte du rôle majeur de la filière santé pour la vie économique et sociale ; en effet, si la santé coûte, on oublie souvent qu'elle rapporte aussi !

Matrice de comptabilité (ou tableau entré-sortie) : matrice statistique qui reproduit les liaisons qui existent entre les secteurs du système économique. Cette matrice permet de mesurer les impacts d'une modification d'un secteur sur tous les autres secteurs.

Médicométrie : discipline consacrée à la mesure des coûts-bénéfices de la filière santé dans une perspective globale, en tenant compte des points de vue de tous les partenaires concernés. Une définition plus détaillée est : application de méthodes qualitatives et quantitatives pour tester, évaluer et prédire les impacts sociaux et économiques, à la fois spatiaux et temporels, de la filière santé, à partir des points de vue des acteurs de ce système.

Médicométrie régionale : application de la médicométrie aux analyses régionales et au développement régional.

Multiplicateur : mesure de l'effet d'amplification de l'activité économique et sociale ; l'effet multiplicateur est un moyen d'évaluer l'impact d'infrastructures de santé sur leurs régions.

Rationalisation : orientation des choix en ne négligeant aucun des acteurs du système et en respectant un équilibre offre-demande. Le tout repose sur une fonction de choix spécifiée en médicométrie en termes d'équité et de qualité de vie. Cette rationalisation est souvent confondue, à tort, au rationnement par blocage des enveloppes budgétaires.

Risque : danger potentiel, plus ou moins prévisible, dans des aires d'étendue variable et de durée indéterminée ; la possibilité d'occurence du phénomène en conditions d'incertitudes peut être évaluée par diverses techniques.

Système de santé : ensemble économique et social lié à la filière santé ; le rôle de ce système s'évalue en % du PIB et par ses valeurs ajoutées.

Transfert social : transfert de ressources ou de revenus au bénéfice d'une catégorie sociale.

BIBLIOGRAPHIE

Bailly A., Coffey W., 1989, "La médicométrie régionale, principes et applications", *Journal d'Economie Médicale*, n° 4, p. 259-267.

Bailly A., Périat M. (eds), 1984, *Médicométrie régionale*, Anthropos, Paris.

Bailly A., Périat M. (eds), 1985, "Médicométrie régionale", *Revue d'Economie Régionale et Urbaine*, Spécial Issue.

Bailly A., Bridel F., Périat M. (eds), 1987, *La santé : perspectives médicales et économiques*, Anthropos, Paris.

Bailly A., Bridel F., Périat M. (eds), 1989, *L'assurance-maladie : solutions actuelles et futures*, Anthropos, Paris.

Bailly A., Périat M. (eds), 1991, *L'Etat et la santé*, Anthropos, Paris.

Bailly A. (ed), *La médicométrie, Médecine et Hygiène*, septembre 1994.

Bailly A., Périat M. (eds), 1994, "Médicométrie régionale : la santé sans l'Etat", *Revue d'Economie Régionale et Urbaine*, n° 1.

Bailly A., 1981, *La géographie du bien-être*, PUF, Paris.

Burg H. van der, Paelinck J.H.P., 1991, *Politiques économiques et contrôle des prix de la santé*, Faculté des Sciences Economiques, Université Erasme, Rotterdam.

Duru G., Paelinck J.H.P. (eds), 1990, *Econometrics of Health Care*, Kluwer, Dordrecht.

Gilliand P. (ed), 1986, *Les professionnels*, Réalités Sociales, Lausanne.

Gilliand P., 1986, *Les coûts de l'assurance*, Réalités Sociales, Lausanne.

Hôpital Régional de Porrentruy, 1990, *L'impact socio-économique d'un hôpital régional ; l'hôpital régional de Porrentruy*, Porrentruy.

Hudson B., 1974, "Regional economic effects at higher education institutions", *Socio-Economic Planning Sciences*, n° 4, p. 181-194.

Isard W., 1960, *Methods of regional analysis*, MIT Press, Cambridge.

Manning W *et alii*, 1987, "Health insurance and the demand for medical care : evidence from a randomized experiment", *American Economic Review*, juin, p. 251-277.

Mechanic D., 1980, *Readings in Medical Sociology*, Free Press, New York.

Newhouse P., 1993, "An iconoclastic view of health cost containment", *Health Affairs*, Supplement, p. 152-171.

Paelinck J.H.P., 1982, *Proceedings of à Cost-Benefit Symposium*, Smith Kline and French B.V., Netherland Economic Institute, Rotterdam.

Paelinck J.H.P., 1991, *Peut-on mesurer économiquement la qualité de la vie* ?, Congrès VESKA, Einsiedeln.

Pharma Information, annuel, *La santé publique en Suisse, prestations, coûts, prix,* Pharma Information, Bâle.

Riley M., 1982, "Accessibility to Hospitals : a Practical Application", *Environment and Planning A,* 14, p. 1107-1111.

Rostand J., 1954, *Pensées d'un biologiste*, Stock, Paris.

Schachter G., Hellman D., Horowitz M., 1981, "Location Hierarchy in Health Planning", *European Congress, Regional Science Association, Barcelona.*

Sommer J., Gutzwiller H., 1986, *Economie et efficacité du système suisse de la santé*, Hans Huber, Berne.

Weisbrod B., 1991, "The health care quadrilemma : an essay on technological change, insure, quality of care and cost containment", *Journal of Economic Literature*, n° 29, p. 523-552.

QUIZ

1) Définissez la médicométrie (réponse pages 13 et 14).
2) Quand commence-t-on à parler d'assurance-santé ? (réponse page 24).
3) En quoi la notion de sécurité est-elle une valeur sociale ? (réponse pages 34 et 36).
4) Qu'entend-on par rationalisation du système-santé ? (réponse page 76).
5) Quels sont les pourcentages du PIB consacrés à la santé en France, en Suisse et aux Etats-Unis ? (réponse pages 38 à 41).
6) Quels secteurs génèrent le plus de dépenses santé ? Par ordre d'importance classez le médecin, les médicaments, l'hôpital, le dentiste. (réponse page 42).
7) Quels sont les principales causes de la hausse des dépenses de santé ? (réponse pages 40 à 45).
8) Pourquoi peut-on parler d'investissement dans le domaine de la santé ? (réponse pages 17 à 19).
9) Quels est le rôle du conseil médicométrique ? (réponse pages 69 et 70).
10) Définissez le multiplicateur économique (réponse pages 55 à 57).
11) Quels sont les quatre critères à intégrer dans une pensée globale de la filière santé ? (réponse page 15).

LISTE DES ENCADRÉS

LISTE DES FIGURES

TABLE DES MATIÈRES

Réalisé en P.A.O. par STDI
Zone artisanale - F 53110 Lassay-les-Châteaux
Imprimé en France. - JOUVE, 18, rue Saint-Denis, 75001 PAR
N° 223648X. - Dépôt légal : Janvier 1995